聖ヒルデガルトの『病因と治療』を読む

臼田夜半
Usuda Johan

ポット出版
プラス

はじめに

存在の全体性とホリスティック医学

本書は『聖ヒルデガルトの病因と治療』（ポット出版／２０１４年発行）の解説を目的として書かれたものである。

▼ヒルデガルトとその時代

十二世紀ドイツに咲いた大輪の花、ラインの巫女《ジビュレ》と呼ばれたヒルデガルト・フォン・ビンゲン。ベネディクト会女子修道院長にして預言者・神学者・病院長・治療師・薬剤師・音楽家・詩人、そして説教師。どの肩書においても完成度の高い独立峰の風格をもち、さらにその連なりは巨大な山脈を想わせるほどに、一人の人間というものがもちうる全人格性を、その生涯において余すところなく結晶させた人。だがこの全人格性は、いったいどこから来るのか。

終生、深い病に侵されながら、この修道女が輝度の高い光芒を放つ彗星のように生きたのは、「都市の空気は自由にする」という歓呼の声が花びらのように乱舞し、それとまったく矛盾なく同時に、十字軍遠征の血塗られた砂塵が街道に舞い、市の中心広場には異端焚刑の火煙が立つという、激しくも荒々しい時代のことであった。

▼『病因と治療』を読むということ

ヒルデガルトはその八一年の生涯の中で、処女作『スキヴィアス』を皮切りに、『生の功徳の書』や『神の御業の書』という大部の神学書を、病身を押しながらも、ほぼ十年おきに書きあげている。それ自体驚異に値するが、本書の原典である『病因と治療』(Causae et Curae)は、『スキヴィアス』完成直後の五三歳から六〇歳までの、およそ八年をかけて書きあげたものである。

一々の処方に至るまで、「これは神の啓示に基づく」という断り書きを付す本書は、医学・自然学の書であると同時に、女性特有のかぐわいをもつ預言的神学書であるという、際立った特異性をもっている。

だが読む側には、それゆえの困難もある。私たちは通常、ヴィジョン——神に託された言葉の世界に接するという経験がない。それゆえヒルデガルトの、天に舞うかと思えば一片の細胞の奥深くに潜入するという魂の自由度と、その世界を理解しうる言語をもちあわせていない。だから、『病因と治療』を読もうとする者は、言葉の意味に反応しようとする脳の活動をひとまずは鎮め、預言の言葉が呼び醒ます「残響」に身を任せるという方法をとるほかはないように思われる。それは聖書や詩を読む時に求められる独特の受動性といえばいいのだろうか。

だが困難はさらにある。それは同書の取り扱うテーマが極めて広大だということである。天地の創造—宇宙論から始まり、元素論・霊魂論・身体論・婦人科学・性科学・治療学・薬学という広大無辺なヒルデガルトの世界は、目を見張るほどの生気に満ちており、その巨躯をこの網膜に収めるにしては、分業化された社会に生きる私たちの視野は恥じ入るほどに狭いという自覚がある。この広大さと多様性は、いったいどこから来るか。それはこの小さな修道女の、病の深さに拠り来ることを、やがて私たちは知ることになる。

三歳から八一歳の死に至るまで、その生涯を病に生きたヒルデガルトの魂は、病の原因を求めて、ついには天地創造の瞬間に至り、更に病からの根源的な治癒を求めて、その果てには人祖の堕罪とその悲しみに至ったのである。彼女は病を重く病んだのではない。病を深く病んだのである。その原因を知るために、宇宙全体を必要とするほどに。

そしてヒルデガルトのもつこの世界の広大さは、「人間とは全被造物の要約体である」と自ら宣言したその言葉通りに、ヒルデガルトという一個の存在の広大さにおいて、全被造物を孕みもつ人間の豊穣な姿を、目の前に体現して見せたということではないだろうか。

＊

それに加えて、多分野にわたるこれらの記述が、一冊のまとまりをもった書籍として著されたものではなく、日常の必要の中でメモ様に書き綴られた断片を、のちに編纂したという形になっており、そのため、情報が諸方に分散して出現するという問題もある。

以上に述べたこれら底本の諸特性を踏まえ、本書の解説では、章を追って順次逐語的に解説するという方法は採らず、独自に設定した十八のテーマに従って記事を順序づけ体系化するという方法を採用した。もとよりその裾野は広大であるため、すべてをカバーすることは到底不可能であるので、今回は主要に身体論・病因論・治療論の分野に絞って解説を試みた。

▼Viriditas——緑なす力

自らを無学と称しながらも、ヒルデガルトの思想世界の背後には、ギリシャ以来の自然学・医学・哲学が、そして古代教父以来のキリスト教神学の蓄積、同時代の自然学・神学の影響が地層のようにあるという事実は瞠目に値する。これら諸知識が聖霊直伝の光に照らされた知恵に由来するものにせよ、「キリスト教の歴史の中で、唯一誰も到達しえない現象」と呼ばれるヒルデガルトの、この孤高の基礎にある地層に、やはり私たちは目を向けるべきであろう。こうして新・旧約の聖書世界、そしてアウグスティヌスを中心とする教父神学、さらには同時代の、とりわけシャルトル学派との関連について可能な限り言及するようにした。またヒポクラテスやガレノスのギリシャ医学・自然哲学の影響、そしてプラトン、アリストテレスの哲学・自然学との関連についても、必要な限り触れるように努めた。

*

ヒルデガルトにとって肉体と魂とは不可分に一つのものである。ヒルデガルト医学は、明確にここに立脚している。それはヒルデガルト固有の概念―viriditas（緑なす力）において象徴的である。ウィリディタスとは、万物を命なす神の息そのものであり、人にあっては魂として働く生命の力を意味する。それが東洋思想にいう「気」＝自然的エネルギーとは本質において異なることを、やがて読者は了解されるであろう。創造の全過程において、物質を貫く神の霊の働きを認めるか否かは、ヒルデガルト自身が、同時代のシャルトル学派との間で、鋭くかつ根本的に対峙した萃点《すいてん》であった。ヒルデガルトにとって、単なる物質世界というものは存在しない。万物は神の顕れであり、私たちの体のどの一片もまたそうである。この盤石の上に、例えば性衝動や感情と臓器・体液反応の理解において、唯物論者と見まがえるほどに自然科学的な客観性に徹するという側面を、彼女はたしかにもっている。しかしその場合でも、事物に投げかけられる視線は「すべては神が創られたもの」という態度に貫かれていることを、私たちはのちに見るであろう。

▼存在の全体性とホリスティック医学

翻って現実を見れば、現代日本の医学は西洋医学を主流とし、東洋医学はその補完の位置にあるように見える。しかし臓器論の上に成立した近現代の西洋医学と、臓器を単独のものと見ない臓腑論―気・血・水液論の体系をもつ東洋医学［中医学］との間には、その拠って立つ身体論に重大な隔たりがあり、実用に徹して両者を接ぎ木すればよいというものでは、おそらくない。

ここにヒルデガルト医学の、現代医学を照らす新たな意味があるように思われる。臓器論を主流とする今日の西洋医学を、その歴史の道なりに遡って行けば、古来、対立してきた臓器論に対して発生学的な事実を通してたおやかに総合するヒルデガルトの体液論に出会うであろう。そしてそれのみならず、12世紀、アリストテレス思想の勃興とともに魂から離陸して虚《うろ》のように置き去りにされた肉体の哀れを、魂とふたたび和解させることを通して、存在の全体性を回復させた「ホリスティックな体系」を、私たちは見いだすことができるであろう。

だからヒルデガルトにあって「ホリスティック」とは、医療に特化した「統合性」を意味するのではない。彼女の存在自体がそうであるように、それは存在の全体性―全人格性を指し示している。そしてこの全人格性とは、実は五感の全面的な働きとして現れるという、驚くべき真実に出くわすであろう。魂は五感を通してこそ、世界の神秘と交わるのだ。ここに「世界」の語を「神」と置き換えてもよい。

＊

本書では、その底本である『病因と治療』に馴染みのない読者のために、全体を俯瞰できるように「序」においてその要点を述べ、次いで各論に入るという方法を採った。

文中、出典書名を表示せず、(「世界の創造」56P)などと表記している箇所の引用は、すべて『病因と治療』からのものであり、その「小タイトル」と該当ページ数を示している。

目次

序
『病因と治療』を俯瞰する

I　病とは何か

▼誰の罪か

「彼女の生命は高貴な死の彫刻のようであった。」

――ヒルデガルトに長く付き従った修道士が書き残した女子修道院長の、これがその姿であった。三歳の幼いころから、髄といわず血脈といわず、絶え間ない痛みに襲われ続け、歩くことすらままならなかったこの女性を、神は自らの言葉を預ける器として選ばれた。


「この私の病は、誰が罪を犯したからですか。私本人ですか。それとも両親ですか。」

ヒルデガルトにとってこの問いは、自らの存在の根源にかかわる切実なものであったろう。私はなぜ病むのか。しかも幼時から生涯にわたって。『病因と治療』という簡潔なタイトルは、それ自身がヒルデガルトの生涯を象徴するテーマでもある。

＊

イエスが生まれつき目の見えない人に出会った。その時、弟子たちがイエスに尋ねて聞いた。

「先生、この人が生まれつき目が見えないのは、誰が罪を犯したからですか。本人ですか。それとも両親ですか。」

イエスは答えていわれた。

「それは本人が罪を犯したからでも、両親が罪を犯したからでもない。」

こういわれてからイエスは地面に唾を吐きかけ、唾で土をこねてその若者の目に塗られた。イエスは盲の原因には一切触れなかったが、盲人はイエスのいわれた通りにシロアムの池に行って目を洗った。すると目が開かれた。(『ヨハネ福音書』9－1〜7)

▼アダムとエヴァの罪

ヒルデガルトはイエスの未発の言葉の行間を追い、病の原因を追い求めて、人間という存在の奥深くに降り立ってゆく。自己自身の糾明は意識や意志や記憶を掘り進み、さらにその奥、今日、無意識と呼ばれる分厚い未知の領域にすら光を当てようとする。無意識の世界とは、ヒルデガルトにとっては、夢とともに、魂が本性のままに働くことの可能な場であった。

そして母の胎に命として宿った瞬間にまで深く潜行し、さらに人の歴程を遡行して、行きつく果てにヒルデガルトが見たもの。それは完全な英知に満たされて立つアダムの姿であった。水晶のように輝く体液をもち、天上については預言する者。それが神の造られた原初の人間の姿であった。だがエデンの園は黒雲に覆われ、情景は俄かに一転する。「食べてはならない」と命じられていた知恵の木の実を、エヴァが誘い、アダムは食べた。人は罪に堕ちたのである。それは神の意志の拒否であり、人が自らの力—自我に依り立とうとしたことを意味する。光輝に包まれていたその姿は俄かに萎え、不死の体に死が訪れた。こうして死と病とは原罪に対して支払うべき代価となった。

「人間の裏切りに直ちに現れた死こそが、人間が互いの視線で経験した情欲の原因であった。」（アウグスティヌス『創世記逐語的注解』35－47）

罪は死を定め、死は情欲を生む。死による個体の断絶を、生殖によって超えようとするその衝動自体が罪の表裏であり、こうして死を仲立ちにして、罪は肉の情動と直接に結ばれる。そしてアダムを罪に誘ったエヴァこそが、罪責を負う第一の者となり、出産と月経の苦しみとが、その代償とされた。これがキリスト教社会に伝統的な原罪理解であり、女性の位置であった。だが女子修道院長ヒルデガルトは、原罪と呼ばれるこの責苦に、意表を突く解釈を施してみせたのである。

「もしアダムがエヴァよりも先に罪を犯していたなら、その罪はあまりに重く、救いようのないものであり、人間は手の施しようのない絶望状態に陥ったであろう。しかし最初に罪を犯したのが男より弱い女であったがゆえに、罪からの救いようのなさを、よりたやすく消し去ることができたのです」と。（「なぜエヴァが先に堕落したのか」123P）

そしてアダムの罪の解釈もまた意表をつくものであった。これは創造の六日目、神がすべての業を終えられて後のこと、神の霊がアダムに一輪の花を差し出した。男は花を鼻に引き寄せ、その香りを嗅いだが、口で味わうことも両手で触れることもしなかった。男は自らの五感を通して花の全存在と交わるということをしなかったのである。五感とは魂の働きと一体のものであり、それを通してこそ、私たちは被造物の根源である神を知ることができるはずのものである。ヒルデガルトにとって堕罪とはなによりも、「存在の全体性の喪失」を意味していた。こうしてヒルデガルトは、長い間、道具の位置に貶められてきた五感を、全体性の恢復―原罪からの本源的な贖いの位置にまで引き上げたといえよう。こうして五感の恢復は病からの恢復を示す重要なメルクマールとなる。

▼病と原罪

原罪はアダムとエヴァの体構造を再編し、体液をも変質させた。罪を犯す以前、木々の樹液のようにアダムの体を駆け巡り、命の力に輝く流路となっていた黒色胆汁は、罪に堕ちてのち、血液の中で凝結し、そして変質したのである。

ヒルデガルトはすべての病を引き起こす源に黒色胆汁を据え、さらに変性した粘液の乱調に病の原因を求めていく。ここで注意すべきは、従来、血液・粘液・胆汁・黒色胆汁の四種として捉まれてきた四体液論は、ヒルデガルトにおいては粘液の四類型として捉まれているということである。ヒルデガルトは世界の構成要素のすべてを四元素に還元して観ているが、四種の粘液も四種の元素に基礎づけられている。そしてこの粘液はリヴォルという独自の体液概念を含め、その総体は弁証法的な運動として捉まれてゆくものであり、この体液運動自体が魂の反応ということができる。

心身の病を体液バランスの崩壊という側面から理解することは、罪への悪無限的な囚われからの解放をも意味するであろう。ヒルデガルトは「狂気」や「精神異常」のみならず、「自殺」や「異端」までをも、体液上の病理として把握してゆく。

II　宇宙と人間の創造

▼天地の創造と元素

ヒルデガルト創造論の核心は「神は命である」というこの一語に尽きるであろう。「全面的に生気に満ち、全面的な生命として現存する」その神が、自らを有限の物質として顕現すべくこの天地を造られた時、それは四つの元素によっていた。四つの元素は互いに絡みあい結合しあっているが、すべての被造物はこの天上的な元素（火・空気）と地上的な元素（水・土）との組み合わせによって成り立っており、こうして私たちの肉体も、その内に天上的な元素と地上的な元素を合わせもつ存在であるということができる。そしてこれこそが、やがて復活の身体を巡るヒルデガルトの自然学的な根拠となるであろう。ヒルデガルトにとって「元素」こそは、宇宙と人間の、病因と治療の神秘を解き明かす、もっとも重要なキーワードとなる。そしてこの元素は常に風によって強められている。風とは神の霊のことである。

「世界の創造」を巡る記述は、「世界の素材」から「天使の創造」に至ると、ただちに「ルチフェルの堕落」に言及される。それは人類創造よりはるか以前のことである。

ヒルデガルトの説くルチフェルは、人間的な諸悪の関連というレベルをはるかに超えて、神による天地創造の計画自体を無に帰そうとする自然学的な諸力――物質の凝集力を阻害し、天地を逆回転させ、世界を虚無へと貶めるデーモニックな力として描かれている。

こうして「なぜ私は病むのか」というヒルデガルトの問いは、肉体を超えてその構成要素である元素に至り、さらには宇宙創造の瞬間にまで立ち戻って、神はなぜ天地・物質を造られたのかという問いへと下降してゆく。こうして本書の冒頭は「世界の創造」から始まる。

▼男と女と性

「私は創造主と被造物の互いの愛を、神がその内に男と女を結び合わせて子どもを産ませる愛と誠実になぞらえます。」

神は、人を性をもつ存在として造られた。ヒルデガルトが男女の愛を語る時、それは肉体をもって互いを求めあう愛――すなわち性愛を意味しているが、原罪の表裏にまで貶められた男女の性衝動は、ヒルデガルトの照射する光の中では、神が物質世界を身に纏い、自らを顕現しようとする、神の、あの天地創造の衝動に比類されてゆく。

男の愛である女は、相互の愛が結実した形象として子を孕むであろう。こうして神の霊と物質の結合の神秘を見極めようとするヒルデガルトのヴィジョンは、一方で天地創造の瞬間にまで飛翔すれば、その一方で胎児の形成と魂の注入の瞬間にまで潜行する。ヒルデガルトにおいて妊娠と出産とは創造の秩序の追体験でもある。

男女の性的な諸領域の中でも、特に女性の受胎を巡る諸機能――月経・妊娠・出産については相当の紙数を割いて詳述されているが、月経は血管で繋がる女の体のすべてを開き、月が満ち欠けするようにして女の血と体液を清める働きをするものである。こうして月経の機能は、罪の責苦から救い上げられただけでなく、「生命の花」として祝福されるべき位置に昇華する。

▼魂の注入

「魂の注入」の項は本書の圧巻といってよい。それは受胎から五週目のことである。

「神のお望みになり、準備された通り、母親が知らないうちに生命の息がやってきて、力強く温かい風のようにその形象に触れる。」（「魂の注入」１４８Ｐ）

神の息が胎児に入った瞬間――この瞬間にこそ命は命となり、人は人となる。受胎は神の計らいであり、神は一々の命の形成に直接関与している。神の霊と人間の魂、そして身体との関係は、この「魂の注入」の項において発生学的な精密さをもって描き留められており、その受胎論は、極めて明晰な霊魂論―身体論であるということができる。その発生過程からして体が魂と分離している場所は一つもなく、魂と肉体とは人間という存在を形成する二つの本性ということができる。

III　治療と恢復

▼泥と唾

最初の話に戻ろう。イエスは盲人を癒すために唾でこねた泥を目に塗られた。ヒルデガルトにも同じような奇跡譚があり、この場合は掬い上げた川の水を目に塗ったとなっている。ではなぜイエスとヒルデガルトの間で、用いる「薬剤」に違いがあるのだろうか。

ヒルデガルトが薬剤を選択する場合、病理はまず四元素に基底をもつ四粘液によって把握され、四元素に関連付けられた患者のそれぞれの病の特性に応じて、どのような元素の組成をもつ薬剤を処方するかという判定の回路によっている。したがって上に見た二人の治療を、今ここで仮に同種的な処方とした場合、ヒルデガルトの目に対する処方に従って判断すれば、イエスの泥と唾の処方は土に由来する「黒い目」に対してであり、ヒルデガルトの水の処方は土の湿に由来する「青灰色の目」に対してであるということになる。（「黒い目」「荒れ狂った目」297～298P）

イエスの用いた唾と泥。水と土という地上的な元素に、火と空気から成るイエスの霊が吹き込まれる。イエスの奇跡においても四つの元素は働いているということであろう。ヒルデガルトの目には、おそらくそのように映っていたはずである。こうしてヒルデガルトの処方は、イエスの奇跡的治療に相当する薬剤を、患者の体液状態の元素的な把握を通して同定してゆくという作業となる。ヴィジョンによって示された天上の神秘を、言葉と文字を用いて地上に引き降ろしたように、イエスの唾と泥という奇跡を、ヒルデガルトは地上の薬剤の中に普遍化しようと試みたといえようか。その記録が『病因と治療』である。

だが元素が常に風によって強められているように、薬剤という物質もイエスの息吹に相当する力によって強められねばならないはずである。イエスはそれを「神の業」と呼び、この業が顕れ出るのは、ただひたすらに神への信仰によるといった。そしてヒルデガルトはこの業の根拠を、「神の恩寵」と呼んだのである。（「体熱」284P）

ヒルデガルトにとって治療法の選択が「神の啓示」によるのであれば、治癒するか否かも、最終的には神の恩寵にかかっているといえよう。

「分別ある人は薬を軽んじたりはしない。一本の木によって水が甘くなり、木に備わる力が明らかにされたではないか。医者は薬によって人を癒し、痛みを取り除く。子よ、病気になったら放置せず、主に祈れ。そうすれば主は治してくださる。」（『シラ書』38－1～9）

ヒルデガルトを医療者として前に押し出し、あるいは医療者の分限を測定させたのはシラ書のこの言葉であろう。癒し主はあくまでも神であり、したがってその医術にとって、神への回帰──改悛は不可欠な要素であった。

▼ハーモニーの恢復

「世界が互いに調和しあう四つの元素で構成されているように、人間も互いにハーモニーを醸す四つの体液によって構成されている。この四つの体液がそれぞれ適切な秩序と適量を保っていれば、人は安らいでおり、健康でいることができる。」（「健康」「あるのは四体液のみである」１４０～１４１P要約）

　このようにして、「治癒する」とは、魂と感情と肉体全体のハーモニーが恢復することを意味しているが、それはなによりも魂の自然的な本性によっている。この魂の力をヒルデガルトは「緑なす力」――「ウィリディタス」（viriditas）と呼んだ。それは瑞々しい生命力、人間を含む全被造物を貫き支える生ける力のことである。この一語はヒルデガルト思想の、純度の高い結晶といってよい。

　治癒とは原初の調和を恢復することであったが、「癒しに至るか、さもなければ死ぬか、あるいは神が治癒をお望みにならないか、そのいずれかである。」（「香辛料」３１４P）

　命が神に由来し、神に属するものである以上、治癒は最終的には神に属することがらであろう。こうして最終的な治癒とは、ヒルデガルトにとっては「永遠の死を死なない」ということになるのではないか。病を放置せず、人智を尽くして治療の工夫をし、祈り、そして最後は神に委ねる。『病因と治療』は、その心の内を、折に触れ、書き残したものではないのだろうか。

第1話　宇宙の創造と物質の成り立ち

Ⅰ　天地の創造

▼神は命

『病因と治療』の冒頭は次の言葉で始まる。

「世界が創造される以前から神は居られ、そして今も居られる。神に始まりはない。神はかつても、そして今も、光であり輝きである。神は命である。」（「世界の創造」56Ｐ）

「神は命である。」

命とは被造物の属性ではなく、神の本質であり、その顕れである。神は光であり、脈動する命そのものの顕れである。これは一切疑念をさしはさむ余地のない、高らかな宣言といえよう。それは光が交差する様に似て、ヨハネ福音書への鮮烈な応唱となる。

「初めに言葉があった。言葉は神とともにあった。この言葉は、初めに神とともにあった。万物は言葉によって成った。成ったもので、言葉によらずに成ったものは何一つなかった。言葉のうちに命があった。」（『ヨハネ

（『ヨハネによる福音』１－１～４）

宇宙の進化史の果てに命が生まれたのではない。命とは神の顕れである。神は命である。

▼無からの創造

「神が世界を創るという ご意思を抱かれたまさにその時、神は世界を無から創造された。世界を形造るその素材は、神の御旨の内にあった。」（「世界の創造」56Ｐ）

世界は無から創造された。このことを現代に生きる私たちは知っている。二〇世紀に生まれた量子論は「無は静止しているのではなく、揺らいでいる。この無の揺らぎから宇宙は生まれた」としている。

だが、旧約聖書『創世記』、天地創造の項に無の言葉はない。

「初めに、神は天地を創造された。地は混沌であって、闇が深淵の面を覆い、神の霊が水の面を動いていた。」（『創世記』１－１～２）

ここに「混沌」と訳された語のウルガタ版ラテン語は「空虚な」（inanis et vacua）であるが、それは無（nihil）と同一ではない。この語に「形をもたず整わず」の訳語が当てられることもあるが、それは形相を与えられる以前の不定形な何ものかを指しており、無ではない。

旧約聖書で「無」の語が見出されるのは、旧約聖書続編『マカバイ記二』中、「無からの創造」（creatio ex nihilo）という表現の中においてであろう。アウグスティヌスは『創世記逐語的注解』の中で「無」の語を使っていない。つまり混沌以前の状態については『創世記』と同様に触れていないのだが、視幻者ヒルデガルトは、形をなさない「混沌」の前が「無」であること、すなわち神は無から世界を創られたことを、一切の迷いなく宣明している。かのトマス・アクィナスをして「無からの宇宙の創造は理性的な言語を超えており、信仰によるほかない」といわしめたほどに、無と混沌との間には不測の距離があると思われるが、トマスの避けたこの無の一点を、ヒルデガルトは啓示の光に照らされ、確信に満ちて綴ってゆく。世界は無から創造された。その素材は神の御旨の内にあった。

▼世界の素材

「神は世界を無から創造された。世界を形造るその素材は、神の御旨の内にあった。神のご意志が何ものかを創ろうと動き始めるやいなや、神の御旨から思いのままに世界の素材はたちどころに現われた。だがそれはいまだ混沌としており、未定形の集塊に過ぎなかった。」（「素材［物質］56Ｐ」）

本書で「素材」と訳したhyleは、「原物質」とも呼ばれるが、四元素に転換する以前の第一質料、あるいは宇宙の始原的な素材とでも呼べばいいのだろうか。それはソクラテス以前、タレスやアルクマイオンなど古代ギリシャの自然学者を悩ませた難問でもあった。ある者はそれを水であると言い、ある者は空気、ある者は土であると言った。この素材とは時間創出以前の無形相の原物質を指すのであろうが、天地を形造るこの素材をヒルデガルトは「未定形の集塊」という表現で表そうとしている。そしてこの素材は神の御旨の内にあったのであり、それ以外ではない。

この源初の素材について、『スキヴィアス』ではさらに鮮烈なヴィジョンを提示する。

「突如として圧倒的な大きさの鈍色の大気が出現した。これは不完全さという闇の内にある諸事物の素材である。」

「圧倒的な大きさの鈍色の大気」――これがヒルデガルトの目撃した諸事物の素材の姿であった。ここに諸事物の素材とは、不完全さの闇の中に出現した圧倒的な大きさの鈍色の大気として、その視覚的な映像を具体的に描き出す。それはヴィジョンによってのみ可能な、きわめて稀有な描写であろう。しかしそれはいまだ、もろもろの被造物の豊饒さによって照らされてはいないのだ。ここに光が登場する。

▼光あれ

いまだ不完全な諸事物の素材から、被造物のさまざまな光り輝く種の、それらが生起する驚くべき場がもたらされるには、光が必要であった。

無形相のままであれば虚無に陥るその間隙に対し、神は光によって形相を与えられたのだとヒルデガルトはいう。こうして神の言葉が響きわたる。

「光あれ。」

ヒルデガルト最初の書『スキヴィアス』は、神がその姿を顕わす瞬間を鮮やかに描きあげている。

「私は見た。輝きの極まりのない火炎のようなものを。それは把握されず、消滅しえず、全面的に生気に満ち、また全面的な生命として現存し、その内に青白い焔を有している。焔は微風を得て燃え盛り、まるで人間の臓腑のように、分ちがたくその輝ける火炎の内にあった。」

青白い生命の火炎。巨大なエネルギーの爆発の瞬間に、全面的な生命が解き放たれ、生命は圧倒的な力として現存する。この光景は『スキヴィアス』所載の絵画「宇宙卵」(図1)——その色彩とタッチはかのゴッホの「星月夜」を想起させる——に留められているが、その圧倒的な光景は黄金の火炎に包まれた女性器—生命産出の象として描き留められている。輝きの極まりない火炎とは、全能の生ける神、全面的な生命として現存する神の顕れである。

現代宇宙論に即していえば、この光景はビッグ・バンの瞬間に当たるといっていいのだろう。ヒルデガルトは「神が光を創られた時、光は翼をもつもののように、どこへでも飛翔することができた」と述べているが、この描写に照応する現代科学の見解がたしかにある。

宇宙誕生から三八万年後、宇宙の温度が下がり始め、原子核と電子が結合して原子ができ始める。それまでは「光は翼をもつもののように散乱していて」――すなわち散乱する電子に阻まれて宇宙は霧の中のように不透明であったが、原子と電子が結合することによって光は直進できるようになり、宇宙は見通せるようになった。これを「宇宙の晴れ上がり」という。こうして「光あれ」、光が現われた。

そしてそれと前後して重力もまた生まれたと考えてよいのだろうが、この神の光が被造物と命にもたらす関係をアウグスティヌスは次のようにいっている。

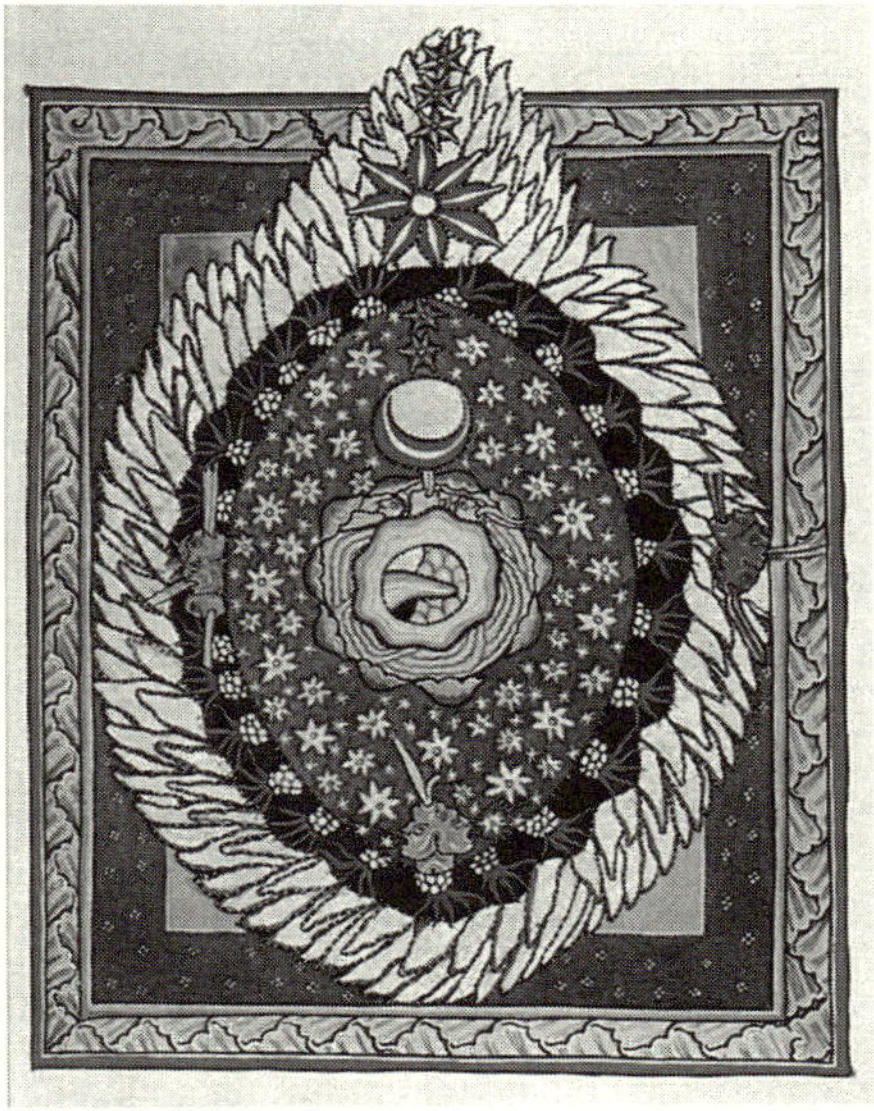

▶図1：宇宙卵（『スキヴィアス』）

「光に照射されなければ被造物が生命を結ぶことはなく、無形相性のために虚無へと陥る。」

それは光を受けて初めて、物質は凝集力を得て形相を与えられ、光を受けて命を宿すということであろう。

この同一の光景をヒルデガルトは、神がアダムを造られた時の光景――「神がアダムを造られた時、アダムの造られる土塊を、神は光輝で照らされた。こうして土塊は、外に手足の輪郭をもち、内に空洞をもつものとして象られた」に重ね合わせている。

▼ルチフェルの墜落

「ルチフェルは北の領域を見据えていた。その領域は空《くう》であり、無為のままであった。彼は自らの座をそこに定めることを願ったのである。神の真実の力を知らず、神の善なる本質を理解することもなかった。これらのことに気づくより以前に、彼は神に対する反逆を試みたのである。ルチフェルが邪悪な意思をもって身を起こした時、そこにあったのは無であり、何ものも生み出しはしなかった。彼はその足下に拠り所をもたず、立っていることさえできず、それゆえ墜落したのである。己の上にも下にも、己を支え、墜落から免れうる何ものをも、彼はもたなかったのである。」（「ルチフェルの堕落」57P）

ルチフェルとはラテン語で「光を帯びたもの」あるいは「明けの明星」を意味するが、それがいつしか堕落した天使――悪魔の頭領の意味をもつようになる。私たちが知る限りでは、エデンの園の蛇（悪魔）はアダムとエヴァの誘惑者として登場する。だが『病因と治療』の中に見るルチフェルは、人間的な諸悪との関連で描かれるより以前に、宇宙の成立に関わる重大な阻害要素として、いわば自然学的に提示される。

ギリシャ語の古い用法でカオス（混沌）は「足場をもたないもの」「底なし」の意味をもつそうだが、ヒルデガルトにとってルチフェルとは、「己を支えることができず、無に向かって拡張しようとするもの」なのである。もしこのルチフェルが神によって釘づけられた冥府から逃れることができれば、「彼は自らに備わった身体の力をもって、すべての元素を変貌させ、天空を逆回転させてしまうであろう。あるいは、太陽や月や星を暗転せしめ、水の流れを逆流させ、被造物に対して計り知れない不幸をもたらすことであろう。」（「ルチフェルの墜落」142P）

元素を変貌させ、天空を逆回転させる力。ヒルデガルトにとってルチフェルとは、まず物質への凝集力を阻害する反物質的な力であり、虚無―無形相に陥らせる力であり、それは神の計画を無に帰そうとするものの力のことである。

「元素の中でしきりに燃え盛り、分裂し、恐怖の声を発するほどに強く峻烈な火の嵐を、神の熱情が暗黒物質(nigra materia：dark matter)の中に創り出したまさにその時、悪魔がまっさかさまに墜落し始めたその場所まで、悪魔の力は上昇するであろう。」(同上143P)

ここでは「暗黒物質」――今日の科学でいうダークマターを想起させる言葉が使われているが、神が物質の創出を通してこの宇宙を創造しようとする計画そのものを無に向かって拡散させようとする自然学的な力の総体をヒルデガルトはルチフェルと呼び、それを悪の本質と見ていたということではないだろうか。だから世界の創造を述べる『病因と治療』ＢＯＯＫＩは、「天使の創造」に続いて直ちに「ルチフェルの堕落」に言及するという記述順序になっているのではないのか。

物質世界を創造するのはルチフェルではなく神ご自身であり、物質への凝集を阻害するものこそ悪であるというこの核心には、物質世界そのものを悪の原理とするカタリ派への根源的な批判が含まれていると思うのだが、この点は後に触れよう。

ちなみに現代宇宙論によれば、ビッグ・バンの直後、粒子と反粒子(物質と反物質)とはほぼ同程度に放出されたという。反粒子とは粒子と電荷の性質が反対の粒子のことである。もし粒子と反粒子が出会えば、両者は消滅して光となるが、この宇宙ではわずかに粒子の方が多かったために粒子だけが残ったといわれている。それはガス雲が物質として凝集しないまま、ついには無に帰することがあるように、宇宙創造の瞬間は極めて微妙なバランスの下にあり、神の創造の計画が、まかり間違えば無に帰してしまうような、そういう息詰まる緊張があったのではないか。ヒルデガルトの記述では、この危機全体の責めを負うものとしてルチフェルが登場するが、そのルチフェルが願うべくもないものになろうと欲したまさにその時、彼は打ち砕かれ、ばらばらにされたのである。（『父性』58Ｐ）

「二つの力が宇宙を統御している。光と重力と」といったのは『重力と恩寵』のシモーヌ・ヴェイユであった。だがおそらくヒルデガルトにとって「光と重力」とは、物質世界を物質世界として形成し固定するに不可避な、創造の源であり、両者は「と」で結ばれる関係ではなかったはずである。重力とは恩寵である。

▼カタリ派の存在

ここで少しカタリ派について触れておこう。カタリ派とは「清浄なるもの」という意味であるが、一〇一七年、オルレアンで最初のカタリ派が発覚して以降、北イタリアからフランドルに至る全ヨーロッパに急激に拡大していった信仰勢力である。カタリ派の勃興は、当時のカトリック教会、とりわけ聖職者の堕落に対する民衆の側からする浄化運動という側面が強かったのではないだろうか。カタリ派は自らをキリスト教徒と任じていた。

一一七九年の第三ラテラノ公会議でカタリ派への破門宣告が下され、異端としての刻印が正式に押された。そして聖王ルイ時代にカタリ派に対する「アルビジョア十字軍」が組織され、一二四四年モンセギュールの陥落に至るまでのおよそ二二〇年の間、当時の教会組織の脅威として存在し続けていた。ヒルデガルトはまさにその同時代に生きていたのである。

「カタリ派信仰告白」の冒頭は次のように始まる。

「初めにふたつの原理があった。善の原理と悪の原理である。永劫のうちにあって、善には光明が、悪には暗黒が存在した。光にして霊的なるものすべては善の原理に由来し、物質と闇の一切は悪の原理に由来する。」

ここに明らかなように、カタリ派の基本教義は二元論である。善悪二神の対立を想定し、悪神のそれは物質世界、つまり知覚できる現実世界のすべてであるとした。この世は、善神によって創造された霊魂が、肉体という牢獄に捕らえられている姿にほかならず、この世の生は贖罪を果たすための試練の場であり、この肉体を脱ぎ去った天界こそが霊魂本来の住み家であるとした。

ヒルデガルトは『神の御業の書』の執筆を開始した翌年、六六歳の時、カタリ派論難の説教旅行に出かけているが、ヒルデガルトが対峙したのは「現実の物質世界は悪である」とするこの教義に対してであり、ここにヒルデガルトは物質の成り立つ瞬間へと深く遡及するほかなかったのである。そしてこの物質の中には当然ながら四元素を組成とする肉体も含まれている。カタリ派にとって肉体とは悪神の所産であり、汚れであったが、ヒルデガルトにとって霊魂と肉体とは一つのものであった。このことは後に述べよう。

II　元素と風

▼天空と風

「風は天空が損なわれないようにその全体を支えている。万物は風によって成り立ち、風によって本来あるべき場に保たれている。天空も大地も深淵も、あるいはこの世界全体も、風なしには存在しえない。もし風がなければ地上の万物は分裂し、崩れ去ってしまうであろう。」（「天空と風」63P）

天空には東西南北に吹く基幹の風が存在している。天空も大地も深淵も、あるいはこの世界の全体も、風なしには在りえない。ヒルデガルトはこの風を「基幹風」と呼ぶ。

「世の初めより、基幹風がその力を全開することはいまだなかった。それは終末の日までないであろう。しかし時その日に至れば、基幹風はその力を現わし、爆風を存分に吹き放つであろう。そしてエネルギーに満ちた基幹風相互の激突によって雲は引き裂かれる。そして天空の上部は、ともに折りたたまれるようにして崩れ落ちてゆくであろう。」（「補助風」64Ｐ）

天空の四方向に吹くこの基幹の風は、天空とすべての天体の下部から上部までを、マントでくるむようにして包み込んでいる。

『神の御業の書』では、この風について「宇宙に秩序と命を与える至高の火の力が風の力を生み出しただけでなく、天球を支える支柱をも打ち立てた」と表現している。

基幹風が存分に吹き荒れると支柱は崩折れ、天空は崩れ落ちる。したがっていつもは補助風という小さく優しい風が吹き抜け、基幹風を制御している。前掲書において基幹風と補助風との関係は次のように述べられる。「補助風の穏やかな力が強力な基幹風に対抗することで、基幹風のもつ危険性を回避しており、また基幹風が補助風を回復させることで、補助風は適正な働きをすることができる。」

万物はこの風によって成り立ち、風によって本来あるべき場所に保たれている。天空も大地も深淵も、あるいはすべての構成要素とともにあるこの世界全体も、風によって存在し、風によって維持されているとヒルデガルトはいう。ここに風とは神の息吹のことであり、それは世界の全体が神の息吹によって日々維持され、日々更新されていることを意味する。

なぜこの点が強調されねばならないのか。ここにはヒルデガルトの生きた時代の思想的な背景があるように思われる。やや横道に逸れるがその点に触れておく。

ヒルデガルトと同時代に「シャルトル学派」というものがあった。この学派は主にプラトン『ティマイオス』の研究を通して、宇宙の構造を説明しようとしたのだが、その中心人物シャルトルのティエリは、自らの学問的立場を要約して「自然法則の研究を通して、『創世記』の物語を自然学に基づいて解釈する」といっている。

ティエリは、その著『六日の業に関する論考』の中で、「神の創造の業は原初の質料である四元素に限定される。自然の形成には火が工作者として働き、自然の展開の過程は完全に自律的で、自然学上の原理のみによって合理的に説明される」と述べた。

すなわち、神の創造への関与は四元素の創出までであり、それ以降の自然の形成は、自然の自立的な運動によるとしたのである。

近代科学の淵源ともいえるこの学派の自然観は、物質から神の息吹を抜き取り、人間を含む全被造物に対し、日々現実的に関わる神の息吹を消し去った。ヒルデガルトの目撃した物質を巡る創造のヴィジョンは、物質が自律的に存在しうるとするこの学派の自然観に対し、激しい「否」を突きつけざるをえなかったからではないか。ヒルデガルトにとって神とは、今もいつも世々に働いておられる生ける神だからである。

▼四つの元素

そして神は世界の元素を創られた。元素とは火・空気・水・土のことである。これら四つの元素は互いに絡み合い、結合しあっている。

「神は互いに分離することのできない四つの元素をもって、世界を一つのものとした。もしこの内の一つの元素でも他の元素から切り離されれば、世界は存続しないであろう。元素は互いに分離できないように鎖で繋がっている。」（『元素の連関』110P）

そして強く念を押すようにして、「元素の数は、四つ以上でも以下でもない。四つの元素だけが存在する」といいきっている。

「この元素には二種類あり、それは高いものと低いものとである。高い方の元素は天上的なもの、低い方の元素は地上的なものである。天上の領域に生きるものは、触れることのできないもので、空気と火より成っている。地上の領域に棲むものは、触れることができ形あるもので、水と土より成っている。」（「四つの元素だけが存在する」１１４Ｐ）

元素には二種類あり、それは天上的なものと地上的なものである。大地に響くようなこの断定は、いったい何を意味しているのか。ヒルデガルトは元素を通して、最終的には物質―肉体の成り立ちを明らかにしようとしているのだ。元素は互いに分離できないように鎖で繋がっているが、天上的な元素―火と空気という二本の糸と、地上的な元素―水と土という二本の糸とは撚り合わされ、一つの物質―肉体が紡ぎ出されてゆく。この一本ずつの糸をさらに細かく見れば、例えば火は五つ、空気は四つ、水は十五、土は七つの細い繊維によって撚り上げられていることになる。

ここで繊維とは、それぞれの元素固有の力を表す。例えば空気は露を降らせ、すべての緑に生気を与え、花を咲かせる微風を送り、すべてのものを成熟させる熱を放散させるという四つの固有の力をもっている。そして火には五つの力が、水には十五の、土には七つの力があるとされるが、これら固有の力が撚り合わさって一つの元素が形成されているということである。

二つの天上的な糸（元素）と、二つの地上的な糸（元素）とは、ちょうどＤＮＡの二重螺旋のように、どこまでいっても互いに絡み合い、呼応し、連鎖し合って、一つの物質を構成する。

現世に生きてあるこの肉体にすでに組み込まれている天上的な元素というものの存在は、ヒルデガルトの中では、復活する身体の元素論的な根拠となるであろう。

ヤコブ・ベーメはこの元素の構成を「天上的な元素は永遠に根差し、地上的な元素は時間に由来する」と述べた。この四つの元素に命を吹き込むものこそ、先に見た風、すなわち神の息吹である。

第2話　魂と肉体の創造

Ⅰ　光の恩寵

▼神の霊と命

無からの世界の創造と生命の誕生に至る壮大な一連の軌跡を、ヒルデガルトは強く太い筆致で真一文字に書き記している。

「創造の初め、神の御言葉が響き渡った時、創造された世界はいまだ冷たく、火というものはなかった。そして主の霊――それは火と命である――が水の面を覆っていた。この霊が、それぞれの被造物に対し、その本性に応じて命の息を吹き込まれたのである。この息吹をもって、霊は被造物の中に火を灯された。こうして被造物は、その本性に応じて、その内に火と命をもつようになったのである。」（「素材［物質］と被造物の生命力」87Ｐ）

ヒルデガルトが「霊」という時、それは主の霊を指す。霊とは火であり、命である。この霊が被造物の本性に従って命の息吹を吹き込み、こうして被造物は熱と命をもつようになった。すなわち、被造物の命とは神の顕れである。引用を続けよう。

「緑、すなわち生ける力は、主の御言葉がもたらすものであるが、もし被造物が火と熱の中で支えられることがなければ、生ける力を保つことはなかったであろう。もし被造物の霊が火の質をもつ命の礎によって強められることがなければ、これら被造物は絶望的な悲惨の果てに四散し、死滅し果てていたであろう。」(同上)

「緑、すなわち生ける力」――これはヒルデガルトの思想の結晶のような言葉である。緑なす力。これをヒルデガルトは「ウィリディタス」(viriditas)と呼んだ。この緑はもちろん、植物のみを表すのではない。日本語でも「緑の黒髪」というように、それは瑞々しい生命力そのものを指しており、人間を含む全被造物を、貫き、支える生ける力のことである。そしてもちろん、その力は主の御言葉から来る外にない。こうしてヒルデガルトにとって被造物の中に命を観ることは、神を観ることに他ならなかった。

*

今述べた神の霊と被造物の命の関係を、元素の側面から見るとどのようになるのか。

「神が人を創られた時、その素材は水とこねた土であった。神はその形象の内に、火と空気からなる命の息を吹き込まれた。火からなる命の息によって土は肉となり、命の息である空気から、土とこね合わされた水は血となった。こうして命の息は人間の心臓に宿ったのであった。そしてまさにその時、同じ塊の中で、肉と血は、霊の火によって造りあげられたのである。」(「アダムの創造」115P)

アダムの創造を巡るこの記述は、『創世記』の次の記事を補うものである。

「主なる神は土(アダマ)の塵で人(アダム)を形造り、その鼻に命の息を吹き込んだ。」

ヒルデガルトによれば、火からなる命の息によって土は肉となり、命の息である空気によって、土とこね合わされた水は血となる。こうして火と空気という天上的な元素は、水と土という地上的な元素に働き、結び合って、肉と血が造られる。この時、火と空気という天上的な元素は「命の息」、すなわち神の霊に直接に由来するという点は注視しよう。霊は火と空気より成るからである。

ここにいう火とは、シャルトル学派がいうように神の手から離れた「工作者」を指すのではない。火とは神の霊それ自身の働きのことである。この霊をヒルデガルトは一方で「光輝」とも呼んだ。すなわち「神がアダムを創られた時、アダムの造られる土塊を、神は光輝で照らされた。

この光輝に照らされて初めて土塊は外に手足の輪郭をもち、内に心臓や肝臓やその他の内臓器官を形造り、目や鼻などの感覚器官を備えるようになる。神の光輝を受けて土塊は形象を結実させ、そこに神の息吹が吹き込まれて骨格や臓器が強められる。こういう機序になっている。

「神がアダムに命の息を吹き込まれると、アダムの内実、すなわち骨・髄・血管は、その息によって強められた。そして息は、その塊の中で、異なる質のものとなった。それはちょうど、自分の巣に合わせて体をまるめ納まっている虫のようでもあり、あるいはまた、木の内に秘められた緑のようなものといえようか。」(「アダムの創造」115P)

ここに神の霊は、人の内に入ってその質を変え、樹木の内に働く緑のように、その人の魂として体内で働くようになる。ディオニュシオス・アレオパギテスの言葉を借りれば、それは「命と息こそは神と人間とを繋ぐ絆である。人間は神の霊によって生きる」ということであろう。

▼光と恩寵

「魂の創造」という項に、一見不思議な記述がある。

「神が光を創られた時、光は翼をもつもののように、どこへでも飛翔してゆくことができたが、同じご計画の中に、命の息吹である霊的な命に身体という形象を与えねばならないということも存在していた。この身体は

大地の泥から引き上げられ、形象となるであろう。」(「魂の創造」59P)

私が着目したのは「同じ計画の中に」というこの言葉である。この句を挟んでその前の文をA、その後ろの文をBとすると「Aと同じ計画の中にBがあった」という構造の文になる。Aとは「光は翼をもつもののように、どこへでも飛翔してゆくことができた」ということである。この箇所は第1話「宇宙の創造と物質の成り立ち」の「I　天地の創造」の項では次のように理解してきたはずである。すなわち、光の自由な散乱が光を消滅させ、光が光であることを阻害していた。だからこそその阻害者は、かつて「光を帯びたもの」、すなわちルチフェルの名を冠されるようになったのであろうと。

この解釈はたしかに現代科学の光を巡る知識を援用したものであり、現代科学のそれと矛盾なく理解しようとすればこうなるという一つの試みに過ぎない。たしかにここを字義通りに理解することもできなくはない。すなわち、光は翼をもつもののように自由であったと。しかしもしそうであるなら、それ以下のBの文章とどうつながってゆくのだろうか。

――Bとは「霊的な命に、身体という形象を与える」という計画のことである。この計画の実現のためには「大地の泥から引き上げられ、身体という形象を与えられねばならなかった」。そしてこの形象の本性は次のように説明されている。

「この泥はそれ自体において、飛ぶことも息することもなく、不可能に直面して自分の身を引き上げることもできず、ひどく束縛されているがゆえにこそ、神をより熱烈に求めるであろう。人間はその身体においては重いが、理性においては自分を神に向けて引き上げるであろうからである。」(「魂の創造」59P)

人は大地の泥から造られた身体の重みにより、自ら飛翔することも引き上げることもできない。体に課せられた重力という束縛。それは理性をもってのみ神に向けて自らを引き上げるようにするための、神の計らいであった。

——Bの文章をもしこのように理解し、このBとAが「同じ計画の中にあった」とすれば、ここではAとBを等質に見て「光の自由な飛翔を束縛するという同じ計画の中に、人の体に泥の重みを与えて自由な飛翔を束縛するという計画があった」と理解する方が、私にはより自然に思われる。光の自由を束縛することによって光が直進できるようになったように、身体に重みという束縛を与えられることによってのみ、人は自らを神に向けて渇望するようになった。こうして重力は神の恩寵ということができる。そう考えるのだが、果たしてどうであろうか。

＊

『創世記』の中で「神は光を造られた」とは書かれていない。それはいまだ地は混沌であり、闇が深淵の面を覆っている、時間創出以前の出来事である。

「神は言われた。『光あれ。』こうして光があった。神は光を見て良しとされた。」（『創世記』1-2〜3）

「光あれ」と神が言われ、こうして光は見えるものとなった。それを神は良しとされたのだが、そもそも光は被造物と呼べるのだろうか。もし被造物と呼ぶのであれば、それは物質が成る以前の霊的な被造物ということになるのだろうか。しかし、しかし、光は神ご自身ではないのか……。

こうして『創世記逐語的注解』を書き進めるアウグスティヌスの筆は、兀々として結論を急がず、繰り返し、祈りの中に思索の糸口を求めてひたすら待ち望む。こうした姿勢はヒルデガルトの書に接する私たちにも求められるものであるが、アウグスティヌスのここを巡る記述は、そういう重畳とした文章の連なりになっている。そうしてこの箇所に対する一つの思索の結果として、アウグスティヌスは次のようにいう。

「創造主がその光をご自身のもとへ呼び寄せ、こうしてその光の転換は完成され、照明される。」(『創世記逐語的注解』第1巻3章)

それは本来、闇をもたない、全面的な光であるはずの神が、闇との区別性において自らを光として顕す時、そこには光の自由度を抑制するという神自らの遜《へりくだ》りが必要であったということではないか。私はアウグスティヌスのこの「転換」という語を、そのように理解しようとしている。それはまたシモーヌ・ヴェイユの次の言葉に励まされてのことである。「恩寵、それは下降の法則である。」だがそれは神の秘儀に属する。話を次に進めよう。

II　魂と体の成り立ち

▼霊と魂

通常、私たち日本人は霊と魂とを明確に区別しておらず、それを一語にして「霊魂」と呼ぶこともあれば、あるいはその全体をなんとなく包めて「心」と呼ぶこともある。例えば、従来『霊魂論』と訳されてきたアリストテレス"Peri Psyches"に対し「心」の訳語を与えたものもあるが、霊魂を心と置き換えるにはやはり相当の無理があり、あるいは翻って霊と魂とを無区分のまま一括して「霊魂」と呼ぶことにも躊躇が伴う。

だがヒルデガルトの場合、「霊」とは、唯一、神の霊を指すというこの一点については迷いなく明快である。たしかに、例えば先に見た「神の霊と命」の引用には「被造物の霊」という表現がある。ここは「被造物の魂」でもいいはずなのだが、あえて霊という言葉を用いたのはおそらく、ここでは神の霊の側面に焦点を当てようとしたからではないだろうか。新約聖書の中にも同様の用語法があり、それは「魂」が人の、人の内における働きに焦点を当てた時の用語であるのに対し、「霊」は人の、神との関係の中で、神の働きに焦点をあてた時の用語であり、霊という語が神そのものの働きを指すことに揺るぎはない。ヒルデガルトの語る霊（spiritus）と魂（anima）の語も、ここに基礎を置いており、ぶれることはない。

「人間の魂は天から、すなわち神から人間の中に下り、命を与え、理性を育む。」

魂とは神の霊が人間の内に入り、命を形作って以降の霊的な作用の全体を指す。この変容の過程は「魂の注入」の項で、ほとんど発生学的な描写を得て劇的であるが、ここは後に同項の解説の中で触れるので、今はその核心部分を紹介するに留めておきたい。

それは受精後五週目に入ってのことである。

「神がお望みになり、準備されたとおり、母親の知らないうちに生命の息がやってきて、力強く温かい風のようにその形象に触れる。」（「魂の注入」148P）

——神の霊が温かい風のように母の胎を訪れ、いまだ数ミリに過ぎない形象にそっと触れる。それは母の知らない間の神秘の業である。こうして胎児の中に入った霊は、形象全体を経巡り、髄と血管を再び満たして強めてゆく。こうしてやがて胎児は動くようになる。

それは全能の神の意志を通して、生ける風——すなわち魂が形象に入り、形象を強めたからである。神の霊は魂として形象に内在し、その働きを開始する。魂はこの形象を命あるものとし、形象の至るところを駆け抜けてゆく。

「風が天空を支えているように、人間の体全体を支えているのは魂である。もし人に魂がなければ、天空が崩れ落ちるように、人の体は四散し果ててしまうであろう」と。

神に出自をもつ魂は、その本性において、善に向かう息ということができる。人間の本性自体は、たとえありふれたものであるにせよ、聖霊の炎に導かれたこの魂の働きによって、人間は自分が思うよりもずっと高い本性へと変えられてゆくのだとヒルデガルトはいう。これはおそらくヒルデガルト自身を支え続けた信仰告白といってよい。信仰なしに神が見えないのと同じく、体にある間の魂を見ることはできない。

▼体と魂

体が魂と分離している場所は一つもない。魂はその熱をもって体全体を覆い、命を維持し続ける。人間の魂は火の性質をもっており、この火によって魂は視覚や聴覚、あるいは同様の機能を駆使して人間を動かしている。火が水の本質をなすように、魂は人間の中の特別な本質をなす。人は体と魂という二つの本性から成っているということができる。

その魂の働きを示そう。

体が要求するどんな仕事も、魂は体の中で実行する。体が欲し、魂が働く。魂が体の欲求を実行するので、魂の方が体よりも力に満ちているということができる。もし人間が肉体をもっていなければ、魂はその力の源泉をもたないことになる。その一方で、人間という作品は魂ぬきにはありえないものであり、もし魂がなければ、その体は肉と血をもって動くこともない。こうして体と魂とは、生きている限りにおいては命として一つのものである。ここを基点に据えて初めて、次の言葉が可能となる。すなわち「人間は上部においても下部においても、どの部分においても肉体として存在している。そしてこれこそが人間の本質である。」（『神の御業の書』第四の幻視－103）

これは十二世紀に高らかな肉体の宣言ではないだろうか。

▼人間と元素

人間は四つの元素によって構成されている。四つの元素――すなわち火・空気・水・土は人間の中にあり、その中で各々の力は働いている。諸元素が世界を一つに結びつけているように、人間の体にとって元素はその枠組みである。元素の流れとその働きは、ちょうど元素が世界中に流れ出て忙しく立ち働いているように、人間が一つに統合されるようにその内部でほどよく按分されている。（「人間は元素で構成されている」127P）

人間は火から熱を、空気から呼吸を、水から血を、土から肉体を得ている。空気は人の息と理性の中にある。空気は魂に仕えるが、人の中にあって魂は人を支える生ける息でもある。息を吐いたり吸ったりする時、空気は魂の飛翔する翼となる。こうして魂は千里を超えて飛翔することができる。魂は体全体を貫き、人に命を吹き込む火でもある。空気はその放散において露を、その活力において生命力を、その運動性において微風を、成長において熱を現わす。そして十五の力をもつ水は、人間の湿と血の中にある。（「人間の中の元素」117P）

さらに五感や運動性もまた元素から力を得ている。火から見ることを、空気から聞くことを、水から可動性を、土から歩く力を得ているのである。

元素は人間の性格をあまさず吸収し、人間は自分の内に元素を引き寄せる。人は常に元素とともにあり、また元素は人間とともにある。人間は元素を通して世界の構成要素と繫がっている。だからこそ、手に網をもち、それをたえず振り回すもののように、人間の絶え間ない争いが元素を繰り返し混乱に陥れる。元素はこの人間の業に応じて、微風を発する。そして人間がその則を超えれば、やがて元素は反乱するであろう。人間は元素と世界に責任を負わねばならない宇宙的存在なのである。（図2）

なぜなら「人間こそは、己の内に天と地とすべての被造物を孕みもつ存在である。人間こそは、その内に万物を秘めた、ただ一つの形姿」だからである。（「ルチフェルの墜落」58P）

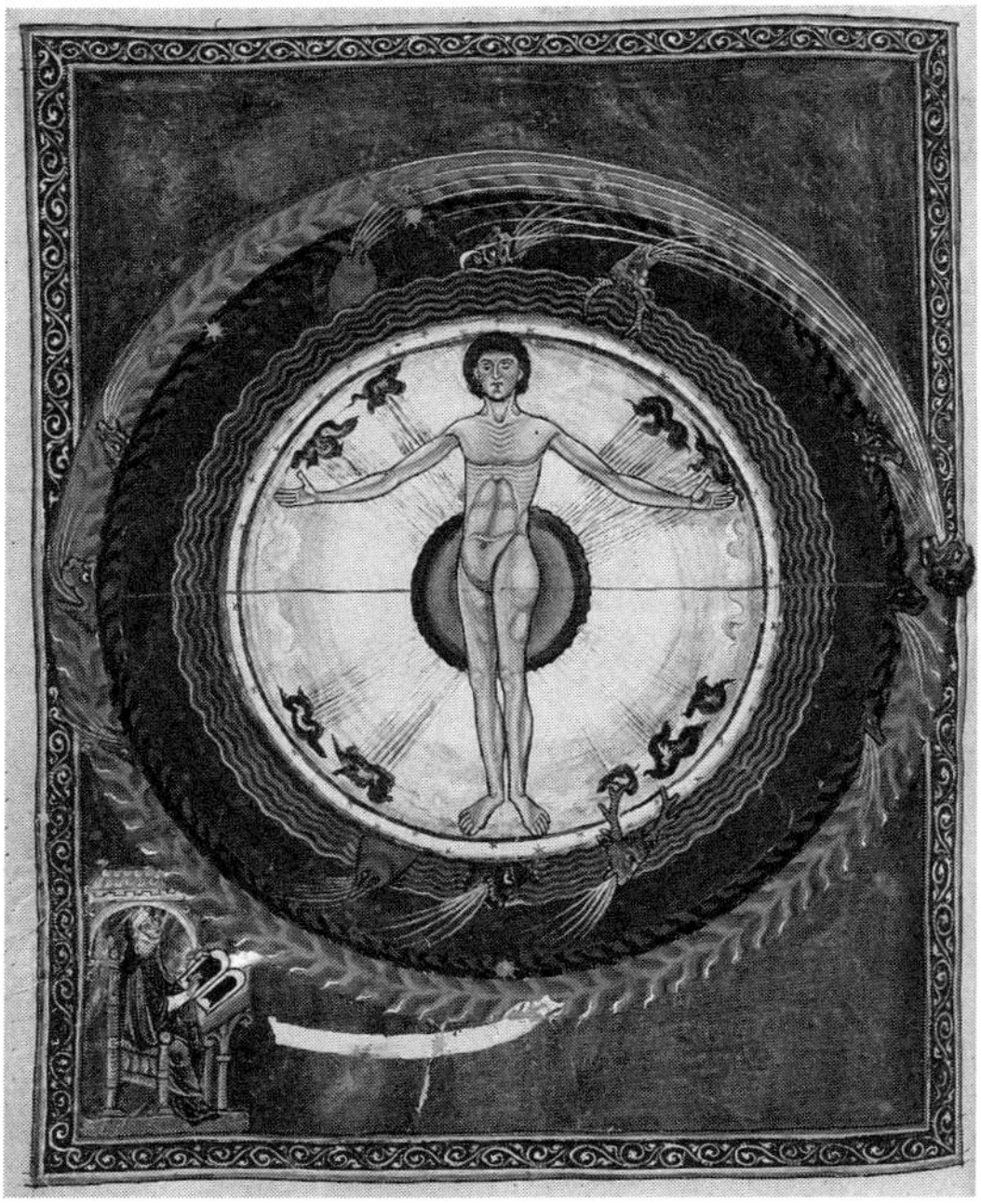

▶図2：「世界の諸力」［宇宙の中心に立つ人間］（『神の御業の書』第三の幻視）

神は人間を神の似姿として造られた。全生命史を総括するものとして、私たちの存在とその記憶には、全ての生類——魚類も、爬虫類も、哺乳類も、あるいは植物さえもが描き込まれている。だからこそ、人間とは「万物を秘めた存在」なのである。

深い病の底において、私たちはその肉の深奥に、「生きる力」の荒々しい原初的な姿——爬虫類へと連なる生命の記憶と出会うことがある。理性の統御をすでに失った赤裸の生命は、それゆえにこそ魂の自由な潜行を可能とし、こうして人が人となるはるか以前の、闇の底に埋もれていた記憶と出会うのではないか。

『ヨハネ黙示録』を題材としてウイリアム・ブレイクが「大いなる赤い龍と日を纏う女」の中で描く悪の姿は、鳥の翼をもち、魚の鱗を帯び、爬虫類の尾を備え、山羊の角を戴いて人の脚で直立している。悪もまた全生類をその身に引き取りながら、太陽を纏う女を踏みしだいているのだ。

その一方でヒルデガルトの描く人間は、東西南北に豹、蟹、牡鹿、狼、獅子、蛇、子羊、熊の、全生類を象徴した風に貫かれて宇宙の中心に立ち、元素と、宇宙への責任を静かに果たそうとしているかに見える。私たち人間は今、どちらの道を選ぼうとしているのだろうか。

ヒルデガルトは予言していう。

「元素が人間に恐怖を撒き散らすと、人々は嘆きの声を上げ、涙を流しながら大声で叫ぶであろう。元素は私たち人間を守り、汚れなき子羊の血へと私たちを導いてくれるのではなかったか。神はその恩寵をもって、急いで助けに来てくださるべきではないのかと。」（「悔い改め」１４２Ｐ）

第3話

体液という運動

I　粘液という体液

▼ヒルデガルト体液論の特異性

「人間は——これまでいわれてきたように——世界が四つの元素で成りたつように、四つの体液により成っている。」（「黒色胆汁」110P）

体液論は、実は悩ましいテーマである。「ヒルデガルトの体液論はヒポクラテスとガレノスの体液論をベースにしている」とよくいわれるが、果たしてそうなのだろうか。

人間の身体、あるいは医学を語る時、その根幹を決定づけるのは、あれこれの微細ではなく「霊・魂と肉体との関係」をどう捉えているのかということの一点に尽きると思われる。

「古代ギリシャ以来の体液論・臓器論・三霊説を一つに統合した人」と評されるガレノスは、臓器と霊・魂との関係について次のように記述している。

「生命の霊としてのプネウマは左心室で精錬され、動脈によって全身に運ばれる。自然の霊としてのプネウマは肝臓にその座をもち、静脈によって全身に配られる。」（ガレノス『自然の機能について』）

こう述べた上でガレノスは、「人間の場合、プネウマが有益に働くことは皆無か、あるいはかすかにそうだと思える程度に過ぎず、したがって身体の働きは、プネウマを勘案しなくても証明できる」といい切っている。プネウマは「精気」とも訳されるが、ヒルデガルトの用語との整合性を考え、ここでは「魂」としておく。「身体の機能は魂の働き抜きに説明することができる」――これこそはヒルデガルトの身体論と決定的に異なるポイントということができる。ヒルデガルトにとって「魂」とは、ガレノスのいうように動脈・静脈を通して脈流する有形の要素でも、あるいは「身体の働きを述べる時に勘案しなくても説明できる」ものでもない。ヒルデガルトにとって魂とは、先に第2話「魂と肉体の創造」で見たように、身体それ自身を形成し、身体諸器官を含む生命の働きの全体を司る「生命主体」そのものを意味する。これがヒルデガルトとガレノスの身体論の大きな違いの第一点である。

第二に、ヒポクラテス―ガレノスの「血液・粘液・黄色胆汁・黒色胆汁」と分類される四体液論は、「温・冷・乾・湿」の四元性を基礎にしているが、ヒルデガルトが体液という時、それは「粘液」を指しており、四体液とは粘液の四類型を指すということである。冒頭の引用にある「体液」の語も、したがってここでは「粘液」を意味している。そしてその粘液類型の基礎は「火・空気・水・土」の四元素にある。ヒルデガルトが被造物を構成する要素について、「四つの元素のみが存在する」と確固とした口調で語る時、人間が元素で構成されている以上、四体液もこの四元素にのみ基礎をもつというヒルデガルトの論理はきわめて整然としている。元素と体液の関係は次のように要約されよう。

「火の性をもつ熱から乾いた粘液が、空気の性をもつ湿から湿った粘液が、水の性をもつ血から泡だった粘液が、土の性をもつ肉から生ぬるい粘液がかき立てられ、引き出される。もしこれらの粘液のうちどれか一つが過剰となり、他の粘液によって抑制されたり調整されることがなければ、その人は衰弱し、死んでしまうであ

ろう。」（「さまざまな粘液」１２８Ｐ）

要素化すれば――

火：乾いた粘液　空気：湿った粘液　水：泡立った粘液　土：生ぬるい粘液

という関係になる。このうち「生ぬるい」（tepidus：tepid）の語はヒルデガルトに独特の用語であるが、それは単に体液状態を指すのではなく、魂の弛緩した状態――無気力で弛んだ状態を指す語として用いられている。いずれの場合も元素的には土の質の過剰を表しているといえばいいだろうか。

▼粘液の四類型

ヒルデガルト医学の中で、粘液は黒色胆汁とともに病の原因をなす主要な因子である。

「体の中にある過剰な粘液によって、さまざまな病気に苦しむ人がいる。もし人間が楽園にとどまっていたなら、種々の病の原因となる粘液を、体の中にもつことはなかったであろう。」（「病気」１０６Ｐ）

ヒルデガルトの病理解析はこの粘液の四類型に依拠し、その優劣順位と相互状態の把握にかかっているといってよい。ヒポクラテスやガレノスの場合、血液・粘液・黄色胆汁・黒色胆汁の四体液と気質類型とは不可分の関係として把握されているが、ヒルデガルトの場合、体液を粘液の四類型とする以上、体液論と気質論とはおのずと異なる。この点は注意すべきであろう。ヒルデガルトの気質論は、後に別稿で触れる。

ヒルデガルトが一人の患者と向き合い、その体液状態を探る時、まず両親から受け継いだ四気質のうちのどれに該当するかを判定し、その上に粘液相互の優劣関係を診るという診察法になるはずである。この粘液状態の判定は血液・尿・便などの実証的な検査によっている。

四元素に基定された四つの粘液の組み合わせは、Ａ＞Ｂ＞Ｃ＞Ｄのような不等式で表すことができるが、論理的にみれば四の階乗―4×3×2×1―の24通りの組み合わせがあることになる。この上にさらにベースとなる四気質が組み合わされるので、24×4＝96で96通りの粘液・気質の組み合わせが存在するということになるのではないだろうか。

（注：例えば血液型のA型として発現するものにAAとAOがあるように、両親から受け取る気質もさらに複雑な濃淡を帯びているはずで、ヒルデガルトはその上に受胎時の月齢までも勘案するのでより複雑になると思うが、ここでは単純に「四つの気質」としておく。）

Ⅱ　リヴォルの弁証法

▼リヴォルとは何か

「体液には四つの種類がある。二つの優位な体液は粘液と呼ばれ、それに次ぐ二つの体液はリヴォルと呼ばれる。」（『体液』129P）

「リヴォル」とはいったい何か。ドイツの中世医学史家ハインリッヒ・シッペルゲスはその著『ビンゲンのヒルデガルト』の中で、「しかしこのリヴォルという液体が、病気の有機体に生ずる変化のうち、何に該当するかを正確にいうことは不可能である」と述べているが、はたしてヒルデガルトのいうリヴォルとは、いったい何だろうか。

先の引用を続けよう。（以下、この後の説明に便利なように、原文にA、B、C、Dの記号を挿入した。）

「首位の体液（A）はそれに次ぐ第二位の体液（B）よりも八分の三だけ多い。その下位［第二位］にある体液（B）は、しかるべき量を超えないように、八分の五を調整している。首位の体液（A）は第二位の体液

（B）を、このように凌駕している。この二つの体液が、粘液と呼ばれるものである。第二位の体液（B）は第三位の体液（C）を、第三位の体液（C）は第四位の体液（D）を、それぞれ凌いでいる。」（同上）

この八分の五、あるいは八分の三という数値がどこから導き出されてきたものか、その根拠はどこにも示されていないが、以上の関係を不等式で単純化すれば次のようになる。

A＞B≫C＞D

この式では、大きな不等号≫の前のA＞B二つの体液が「粘液」、大きな不等号≫の後ろのC＞D二つの体液が「リヴォル」となる。つまりこのC、Dの体液の双方をひっくるめて、ヒルデガルトは「リヴォル」と呼んでいるということである。しかもこの不等式の中でリヴォルの位置に座るC、Dは、体液状態によって変化するものであり、シッペルゲスが「何に該当するかわからない」といって嘆くような、あらかじめ特定された固有の体液を指すのではない。

A＞B≫C＞Dの不等式は変動するので、C＞D≫A＞Bともなれば、B＞A≫D＞Cともなる。前の不等式ではA＞Bがリヴォルとなり、後の不等式ではD＞Cがリヴォルとなるということである。この場合、不等式の下位にある体液は「劣った体液」を意味するのではなく、上位の体液の過剰を調整するという正統な役割を担っているという点に留意しておきたい。

「上位にある体液は、量的に下位の体液にまさっているが、下位の体液はその欠乏した分により、上位の体液の過剰を調整している。こういう状態にある時、人は鎮まった状態にある。」（同上）

もしそれぞれの粘液がしかるべき適量を守り、他の粘液によって相応の量を守るように調整されていれば、各々の粘液は人の体を調和のとれた状態に保ち、健康にする。もし一つの粘液が支配的になると、その下位の粘液は「しかるべき量を超えないように、上位の八分の五を調整」するように働き、さらにその下位の二つの粘液はリヴォルとして節度をもって従うようになる。こうした作用が働いている時、人の体は鎮まった状態でいることができる。

このように体液には自己調整作用があり、四体液は相互に補完しながらバランスを取っていることになる。したがってリヴォルとは本来、体液のこうした自己調整作用全体の下支えとなっている働きを指す概念ではないのだろうか。ヒルデガルトは「リヴォル」を、固定的な体液として掴むのではなく、「主たる体液の作用⇓従たる体液の反作用⇓高次の調和」という弁証法的な体液運動として把握、観察していたということではなかったか。

このような現象の捉え方は、東洋にも西洋にもあると思うが、ヒルデガルトの体液運動の把握の仕方は、例えば東洋的な身体論で「陰陽太極論」として掴まれてゆく方法に近似している。陰陽とは太極の現れ、太極の同時的な二面性であり、すべてのものには陰陽の二面性があるということを意味する。陽>陰として現れるか、陰>陽として現れるか、その自在な変化に根本で作用するのは太極であり、また陰陽相互のバランスを取り戻し、調和させる働きも太極の働きにある。つまり陰陽は太極の弁証法的なダイナミシズムの発現といっていいと思うが、この太極にあたる作用主体を、ヒルデガルトにとっては生命の主体を意味する「魂」に置き換えれば、ヒルデガルト体液論――したがって下位体液であるリヴォルの意味――は「陰陽太極論」と同じく、激しくしなやかなダイナミシズムをもつ、生き生きとした「運動」として立ち現われてくるはずである。

ただしここで注意しなければならないのは、ヒルデガルトの場合、先に不等式で見たように上位二種の粘液と下位二種のリヴォル間の相互作用だけでなく、上位二種間・下位二種間相互にも作用・反作用を認めているので、陰陽二種よりもおのずと複雑になるということである。

「もしいずれかのリヴォルが誤ってその適量を超えた場合、そのリヴォルが上位のものであれば、下位のリヴォルから鼓舞されない限り、そのリヴォルは、上位の体液に打ち勝つだけの十分な力を発揮することができない。あるいは、そのリヴォルが下位の場合、それより上位のリヴォルから補佐されない限り、そのリヴォルは、上位の体液に打ち勝つだけの十分な力を発揮することができない。」（同上）

ここに書かれる上位のリヴォルと下位のリヴォルとの関係は、基幹風と補助風相互の関係に準えられている。すなわち「補助風の穏やかな力が強力な基幹風に対抗することで、基幹風のもつ危険性を回避しており、また基幹風が補助風を回復させることで、補助風は適正な働きをすることができる」のであると。

▼リヴォルと免疫のシステム

ヒルデガルト体液論のこの動的な調整作用は、私には多田富雄の「免疫系の超システム」を想起させる。「免疫系における自己と非自己の識別能力は場に応じて多様化し、変容した新たな自己に適応し、自己に言及（リファー）しながら、新たな自己を組織化してゆくシステムを免疫系は作り出す。」（『免疫の意味論』）

多田のこの免疫論を援用すれば、ヒルデガルトの記述する四体液は、他の体液を認識し、他の体液との関係性の中で自己にリファーしながら、体液相互に新たな調和を作り出すというシステムであり、そのシステムの主体は魂であるということになる。

だが天地に吹き抜ける補助風と基幹風の相互作用に準えられるこの体液がひとたびコントロールを失い、ついには四体液総体の氾濫に至れば、それは終末の光景さながらに破滅する身体の予言となって表れる。「ある元素が他の元素を上回り、その調和した秩序と適量を超えると、その人は衰弱し、あるいは病気に陥る。もし二つの体液が同じように過度に増長した場合、人はそれに耐えることができない。もし三つの体液が同時にその適量を超えてしまうと、その人は衰弱し、早々死に至るであろう。もし四つの体液すべてが過度に燃え上がるようなことになれば、その人は瞬きをする間もないほど、一瞬にして死ぬことになるであろう。それは最後の審判の日に至れば四つの元素が互いに衝突し、万物が揺れ動くのと同じであり、その人は抵抗する間もないほど完璧に破壊され尽くすであろう。」（「狂乱」１４４Ｐ）

Ⅲ　黒色胆汁の謎

▼アダムのリンゴ

ヒルデガルト体液論の中で「黒色胆汁」は先に触れたリヴォルと並んで、極めて独特の意味をもつ体液である。

ヒポクラテス以来、黒色胆汁は血液・粘液・胆汁とともに、人体の本性を構成する四つの体液の一つとして理解されてきた。ガレノスもこの考えを踏襲している。ここにいう「人体の本性」とは、人間の身体的、自然学的な側面を指しており、そこには神、あるいは人間の罪というものの入り込む余地はない。だがヒルデガルトにとって黒色胆汁とは、「人体の本性」にとどまらず、「人間の本性」自体を表す体液であるということができる。

ヒルデガルトはいう。

「アダムがリンゴを食べ、善を知りながら悪を行った時、アダムのこの矛盾がもとで、彼の中に黒色胆汁が生まれた。」（「アダムの堕落と黒色胆汁」２５７Ｐ）

「善を知りながら悪を行った時」――ここは大事な点である――アダムが神の戒めに背いて、善の光に強く照射されながら悪を行ったというこの葛藤の瞬間、アダムの血の中で黒色胆汁が凝固した。

「アダムが神の戒めに背く以前、今では人の体内で胆汁となっているものは、アダムの体内では水晶のように輝き、良き業への味わいを備えていた。だがアダムが神に背いた時、罪を知らない者の輝きは彼の中で消え失せ、胆汁は苦いものとなり、黒色胆汁は邪悪な黒色へと変化し、こうしてアダムはすっかり変質してしまった。」（「胆汁とアダムの罰」２６１Ｐ）

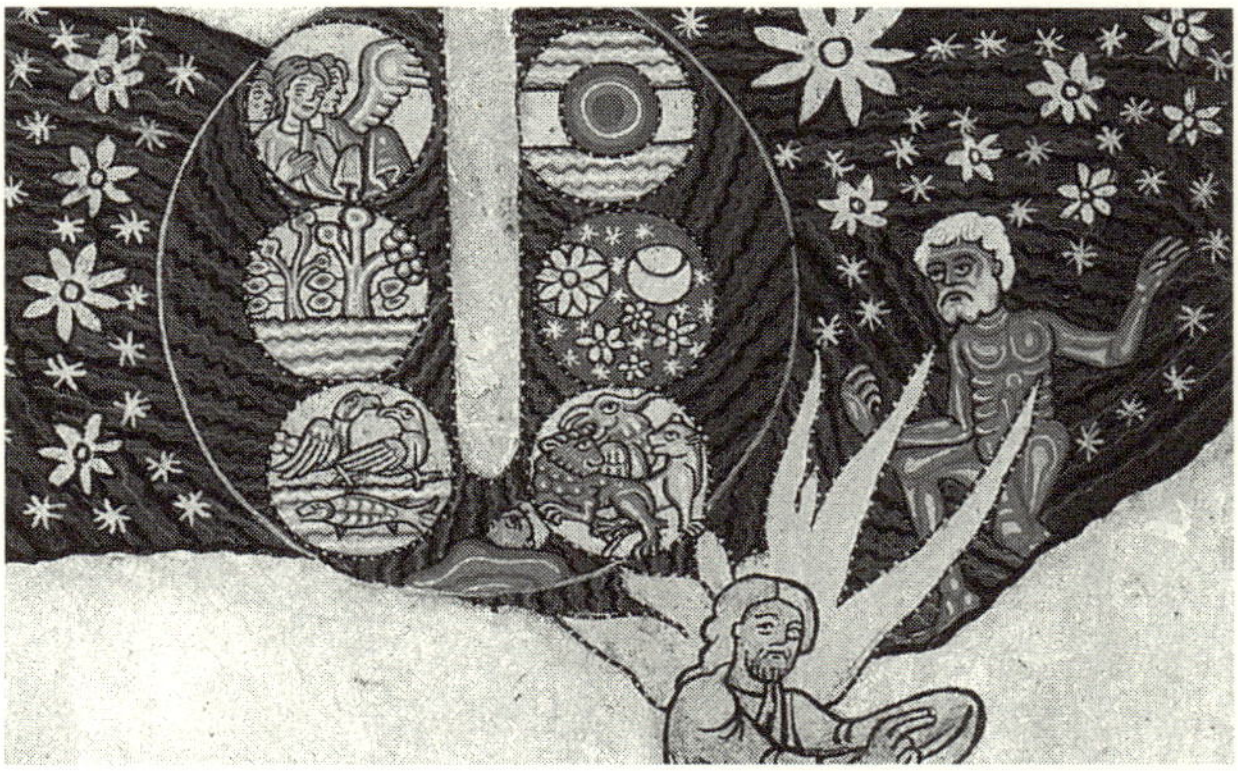
▶図3：「創造され、堕落し、贖われるアダム」部分（『スキヴィアス』第二部第一のヴィジョン）

罪を犯す以前、黒色胆汁という体液は、アダムの中で木々の中を流れる樹液のように体を経めぐり、魂の良き働きを告げ知らせる生ける流路であった。しかし罪に堕ちたその瞬間に黒色胆汁は凝固し、そして変質してしまったのだ。（図３）「罪を犯してからのち、すべてのものは別のもの、すなわち苦いものへと変化した」のである。その時、男の血の純潔もまた別のものとなり、精液という泡を放つようになった。

罪の意識と記憶とが肉体を変える。これはなかなか理解しがたいことのように思われる。だが果たしてそうだろうか。

例えば目取真俊に『水滴』という小説がある。戦友を見殺しにした元鉄血勤皇隊員の脚がある日突然冬瓜《すぶい》のように腫れ、そこから滴り落ちる水を夜ごと、非業に倒れた戦友たちが飲みに来るという物語である。このことを井上ひさしは「記憶が身体の変形として現れてくる」（『沖縄文学という企て』２）と解説しているが、しかしそれは単なる「記憶の身体化」ではなく、戦友を見捨てたという「罪の記憶の身体化」という意味において、罪は身体を変容させ、異形化したということであろう。それと同じことがアダムの中で起こったのである。人祖アダムの犯したその罪は、大脳の記憶というレベルをはるかに超え、黒色胆汁を滴らせて肉体の深部に記憶させ、あるいはその滴りを生む脾臓を冬瓜のように変容させたということなのだ。変容するこの脾臓の謎については次項で触れよう。

こうしてアダムの罪は人間の本性として肉体の奥深くに記憶され、黒色胆汁の苦い滴は世々飲み継がれるべく継承された。そしてこの継承の秘儀は、ほかならぬ男の精子を通して行われるのだ。

「アダムの息子たちの血には、いくぶんかの悪も潜んでいて、それが有毒な精液に変化して、この精液から子どもが造られる」からである。(「病気」106P)

▼黒色胆汁と病

「黒色胆汁は黒くて苦く、すべての病を引き起こす源である。」(「黒色胆汁」110P)

ヒルデガルトはこう明言する。リンゴという食べものからアダムとその子孫に黒色胆汁が生まれ、この黒色胆汁が「すべての病を引き起こす源」となる。ここで「引き起こす源」という表現には留意が必要だが、すでに触れたようにヒルデガルト病理論の核心は「体液、すなわち粘液の四つの状態」によって把握されるということである。したがって黒色胆汁を直接の原因として説明される疾患は偏頭痛——しかも左側の偏頭痛と特定されるように、きわめてまれであり、黒色胆汁はむしろ粘液バランスの崩壊を引き起こす「引き金」の役目を果たすということである。

「この黒色胆汁は、いかなる慰めも疑念で覆うという悲しみをもたらす。こうした人は、天上的な命の喜びを感じることも、地上的な慰めに喜びを感じることもない。」(同上110P)

黒色胆汁のもたらす「いかなる慰めをも覆う疑念」とは、人間の自然的な本性からの逸脱と背反に対して、魂が感じとる「悲しみと絶望」を意味している。それは天上的な喜びも地上的な慰めも受け入れることのできない闇として自覚される。だが翻って考えれば、この人間本性の闇を感じ取らせるものこそ、ほかならぬ黒色胆汁の働きであるということができる。黒色胆汁は闇を開示することで魂に光を想起させるのだ。こうして黒色胆汁は体液の氾濫を通して魂の深部に導く作用であるということができ、だからこそ病とは根源的な状態に戻ろうとする人間的な本性の叫びであるということもできるのではないだろうか。

そして「死」が原罪の結果である以上、原罪の記憶と深くかかわる黒色胆汁は死の瞬間にその姿を露わにする。こうしてBOOKV「生と死の兆候」では、黒色胆汁は尿や便や血液の中に観察できる生死の実体として記録されてゆく。

第4話

黒色胆汁と脾臓の謎

I　脾臓という神秘

▼黒色胆汁の闇と光

ヒルデガルトはなぜ原罪を黒色胆汁に結び付けたのかという疑問は依然として残っている。原罪の記憶は、脳や心臓やあるいは他の体液ではなく、なぜ黒色胆汁に特定して刷り込まれたのか。いったいその根拠は何かという疑問である。

そもそも黒色胆汁は排出される出口を含め、現代医学ではそれに該当する体液が見いだせないものといわれている。だから古代ギリシャ以来語られてきたこの黒色胆汁とは医学的に未熟な時代の誤謬に過ぎず、ヒルデガルトもまた同じ過ちを犯したに過ぎない――そう断言できるほどに、啓示に基づいて語られるヒルデガルト黒色胆汁論は単純なものではないのではないだろうか。

ガレノスによれば、黒色胆汁を生み出す臓器は脾臓である。ヒルデガルトも「脾臓の腫れと膨張が黒色胆汁をかきたてる」（「心臓の痛み」192P）という意味のことをいっている。

ヒルデガルトによれば「黒色胆汁は罪を犯す前のアダムの体内では無垢の輝きを放っていた」わけだが、原初、「輝き」をもっていた「脾臓」(splen)が、なぜその輝き(splendor)を失ってしまったのか。いったいそこで何が起こったのか。

ガレノスは「脾臓は神秘に満ちた臓器(organum mysterii plenum)である」といったが、今日の医学から見ても脾臓は謎の多い臓器といわれている。

ヒルデガルトはなぜ原罪と黒色胆汁とを結び付けたのかというこの疑問を、ここでは黒色胆汁を生み出す臓器とされる脾臓の起源と進化を中心に検討してみたい。

▼ガレノスの脾臓論

脾臓といわれてもそれがどこにあるのか、すぐにはわからないかと思うが、それは胃のちょうど左端裏にある。のちほど触れることになるが、長距離走などの時に左脇腹が痛むことがあるが、その痛みのもとになっているのがこの脾臓で、その平滑筋がリズミカルな運動をしているので「腹の心臓」とも呼ばれることのある、握りこぶし大の赤黒い塊である。

ガレノスは、脾臓について次のようにいう。

「血液は一定の濃度を必要とするが、黒色胆汁は血液の濃度を適度に保つ働きをしている。しかし黒色胆汁特有の質を吸収する機能をもっている脾臓が弱まると、脾臓は黒色胆汁を適量以下にしか吸収できなくなり、血液は浄化されなくなる。こうして血液の濃度と黒さは増す。」(『自然の機能について』138~145P要約)

つまり、「脾臓は黒色胆汁を適宜吸収し、血液を浄化する機能をもつ」といっているのだ。

▼現代医学の見識

ガレノスの述べるこの脾臓機能論を、現代医学から見ればどうなるのだろうか。現代医学でも脾臓はいまだ「大いなる謎の臓器」であることに変わりはないようだが、脾臓の生理的な機能については、おおよそ次のようにいわれている。

第一に血流中の細菌や異物、老廃赤血球などを分解処理して血液をろ過し、リンパ球や抗体を産出して免疫を保つ機能。脾臓は体内最大のリンパ性器官として理解されている。

第二に古くなった赤血球の破壊。赤血球中のヘモグロビンを破壊し、鉄を回収する機能。

第三に造血機能。胎児期には脾臓は造血器として働き、赤血球や顆粒白血球を産出しているが、生後、この造血機能は骨髄にとって代わられる。しかし大量出血や骨髄の機能が低下した状態に陥ると、脾臓の造血機能は突如目覚め、復活することがある。

第四に血液の貯蔵機能。酸素を多く含んだ血液を貯める働きがあり、運動などで体が酸素を必要とした時に、貯えておいた血液を血液循環の中に送り出す。長距離走の時に左脇腹が痛くなった経験があると思うが、あの痛みは、大量の酸素を必要とする筋肉のために、脾臓に貯蔵されていた血液を駆り出して酸素を筋肉へ送り届ける働きをしている証拠だそうである。(「からだの地図帳」『医学大辞典』)

「黒色胆汁の適宜の吸収を通した血液の浄化」というガレノスの脾臓機能論を現代医学に当てはめて検証すると、とくに第二の「赤血球の破壊と鉄分の回収機能」に適合するように思われる。ガレノスが脾臓を栄養系の臓器ではなく、血管系の臓器であると見たのは炯眼というべきではないか。

▼ヒルデガルトの脾臓論

ヒルデガルトは脾臓という臓器それ自体について、『病因と治療』の中でさほど触れているわけではなく、次の一節に集約されるといえよう。

「さまざまな有害な食べものを摂ると、胃と膀胱は腸に悪い体液を運び込み、脾臓には悪い蒸気を送るようになる。これによって脾臓は膨張し、腫れ上がり、痛み始める。これらの体液が腸と脾臓の中で過剰になり、心臓に多大な苦痛を与えるようになると、体液は黒色胆汁と混ざり合い、これらの体液によってかき立てられた黒色胆汁は傲慢さの度を増してゆく。」（「脾臓の腫れ」「心臓の痛み」192P）

つまりヒルデガルトは「脾臓の機能が弱まると黒色胆汁は限度を超えて増加する」といっているのだが、これはガレノスの指摘する脾臓の機能――「脾臓が弱まると、脾臓は黒色胆汁を適量以下にしか吸収できなくなり、血液は浄化されなくなる。こうして血液の濃度と黒さは増す」の記述に等しいと考えてよいのではないか。

▼子どもの胎動と魂の苦難

さて、ここに一枚の不思議な絵がある。それはヒルデガルト最初の著『スキヴィアス』第一部第四の幻視を表わしたもので、後世、「子どもの胎動と魂の苦難」と呼ばれるものである。（図４）

今、私の視線は、左半分の画像に集中している。煌めく星々を抱いた蒼天の中央に、無数の目をもち、菱形の凧のような形をして黄金に輝く光が描かれている。

「私は焔のように巨大で平安な輝きを見た。その内に無数の目をもつこの輝きは創造主の神秘を表わす。」

まつ毛のない無数の目は、あのヤコブ・ベーメの絵にも繰り返し登場するもので、「瞬きをしない」永遠を見つめる目を表わすのであろう。

この黄金の輝きの中に、暁の光に似て、内に紫色の清澄な輝きをもつ第二の光が描かれている。この燃えるような球体は人間の体の形ではなく、心臓の形をしていると書かれている——実際の画像では紫色をした人の顔のように見えるが——。その黄金に輝く菱形の凧の尻から、やはり金色に輝く尾のような光が伸びている。この第二の光が、横たわる婦人の子宮の中の胎児に、今、まさに注ぎ入まれようとしているのだ。

この劇的な瞬間の出来事を、『病因と治療』では、「魂の注入」の項で次のように述べている。

「神がお望みになり、準備されたとおり、母親が知らないうちに生命の息がやってきて、力強く、温かい風のように胎児に触れる。霊は胎児全体を経巡る。胎児は、一瞬にして揺り動かされるようにして動くようになる。母親もその動きを感じ取っている。それは全能の神の御意志を通して、生ける風——すなわち魂が胎児に入り、胎児を強めるからである。魂はこの胎児を命あるものとし、胎児のいたるところを駆け抜ける。」

（注：『病因と治療』本文ではラテン語原文のforma、figuraに則して「形象」、「形姿」と訳し分けているが、ここでは前後の文脈上、「胎児」の語に統一した。）

ヒルデガルトによれば、これが受胎後二カ月目に入る時期——すなわち四週から五週の間に胎児に起きる決定的な瞬間の出来事である。ヒルデガルトの目撃したヴィジ

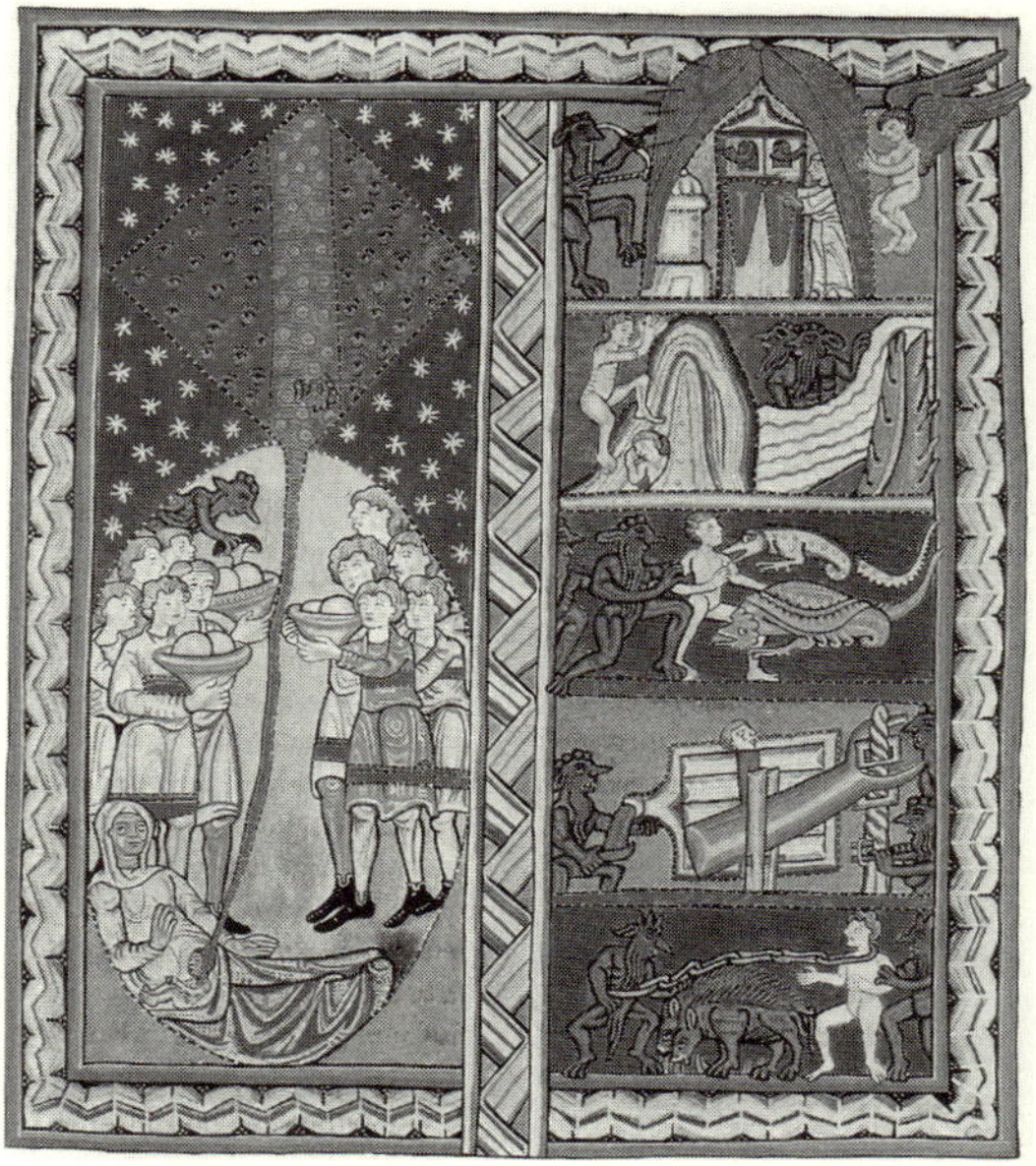

▶図4：「子どもの胎動と魂の苦難」（『スキヴィアス』Ⅰ－4）

ヨンによれば、魂は受胎と同時に胎児に注入されるのではなく、神の定めた時に従い、すなわち受胎から五週目に、紫色に光る球体の形した魂が胎児の体に注入される。この瞬間に胎児は命を孕み、人となるということである。これは卵子が精子と合体した瞬間から生命となるという今の私たちの常識とは異なるが、ここでは、ヒルデガルトは人の命の成りたちをこのように見ていたという点に心を留めておいていただきたい。

▼三木成夫の胎児論と「魂の注入」

ヒルデガルトが描いたこの「魂の注入」の瞬間を現代医学として捉えればどのように理解されるのだろうか。ここに発生解剖学で独自の境地を切り開いた三木成夫という人がいる。かの吉本隆明をして「もしこの著者ともっと早く出会えていたら、私は今よりましな仕事ができていたろうに」といわしめた当人であるが、三木はその著『胎児の世界』の中で、胎児に起きるこの時期のことを次のように述べている。

「人の胎児は受胎の日から三十日を過ぎてからわずか一週間の間に、古生代のあの一億年をかけた脊椎動物の上陸史を夢のごとく再現する。」

人の胎児は、受胎後四週から五週の間に、鰓呼吸から肺呼吸に変化するという決定的な時期をくぐる。それは古代魚類的な発生段階から肺呼吸をもって陸行するという、生命にとってもっとも劇的な変化に富む時期であり、胎児はこの時期を命がけでくぐってゆくのである。実際、流産が多いのもこの時期だといわれている。

ヒルデガルトが胎児に魂が注入される瞬間として描いた光景は、三木が唱える、脊椎動物の命がけの陸行を経て、人が人となる瞬間に一致する。この陸行期の胎児の記述に続いて、三木は脾臓の発生について触れてゆく。

II　脾臓の発生学

▼三木成夫の脾臓論

「脾臓は神秘に満ち溢れた臓器で、なにをしているか、はっきりわからない。特に脊椎動物の各個体において、どのようにして脾臓が発生したか、その発生学的メカニズムは今日（一九六三年当時）でもわかっていない」と三木は述べた上で、「当時の私は、脾臓の発生という問題に一つの照準を定めていた。この臓器の出生、いわゆる出所を確かめるのが目標である」と続け、脾臓の発生起源に関する研究に着手してゆく。（『生命形態の自然誌』中「脾の起源に関する一考察」等）

「脊椎動物のもっとも原始的な種である円口類ヤツメウナギの脾臓は腸管壁に埋もれて一面に広がり、そこで造血作用を営む。これを「腸脾」と呼ぶ。一方、陸上動物の脾臓は、すべて腸壁から離れ、独立している。これを「独立脾」と呼ぶ。すなわち海のものは腸管との融合脾、陸上のものは「独立脾」である。この「独立」は、動物が水から陸に向かって上陸し始める——人間でいえば受精四週から五週の間——ちょうどその変態の初期に起こる。脾臓はこの時、造血機能を陸上歩行のための四肢の骨髄に譲り、自らは独立脾の姿に変わってゆく。」（三木成夫『胎児の世界』要約）

「腸脾から独立脾への移行」は、受精から四週間から五週間の間、すなわち古代魚類的な鰓呼吸から肺呼吸をもって陸行する劇的な変態の時期に重なる。つまり私たちのもつ独立脾は、ヒルデガルトのヴィジョンに従えば、魂が吹きこまれ、命が命となり、人が人となる時期の記念碑的な臓器であるということができるのではないだろうか。

▼悪魔が忍びこませるもの

先に触れたヒルデガルトのヴィジョンにさらに目をやれば、次のような光景が描かれていることに気づくであろう。

母親の上部の、中央に注がれる光の尾を挟んだ左右に、その光に捧げるような視線で、チーズを入れた器を抱えた男女が複数いる。このチーズは受胎の凝集を象徴すると同時に、胎児の個性や体質を決定づける両親の功罪をも表わしているといわれている。

そしてこれら男女の左上に、あるものの姿が描き込まれている。それは赤い体をした悪魔の姿で、この悪魔が、今まさにチーズの中に黒い何ものかを忍び込ませようとしているのだ。

バーバラ・ニューマンは『ヒルデガルト・フォン・ビンゲン―女性的なるものの神学』の中で、この光景を「小さな茶色の悪魔が毒キノコのように見えるものをこっそり入れている」と書いているが、ニューマンが「毒キノコのよう」といったものの形といい色といい、あるいは大きさといい、私には脾臓そっくりに見えるのだが、それは思い入れに過ぎないだろうか。

ここに、悪魔（ヘビ）―原罪―黒色胆汁―脾臓という問題の系列が勢ぞろいする。ヒルデガルトは「アダムの堕落と黒色胆汁」の中で、「アダムが罪を犯したその時、悪魔は彼の中に黒色胆汁を吹き込んだ」と述べているが、ヴィジョンに現れる悪魔の所業は、今、命となり人となる瞬間の胎児に、アダムの体に吹きこんだと同じ黒色胆汁――原罪の記憶をねじこむべく、その臓器であるキノコ型した脾臓を忍びこませようとしている

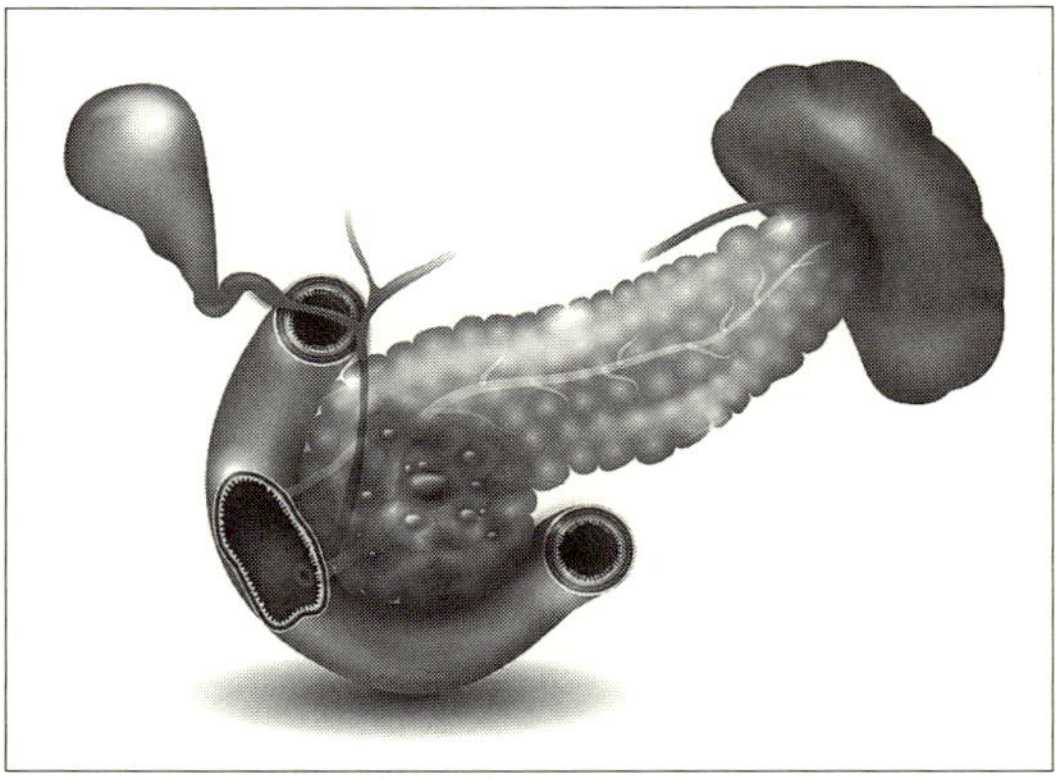

▶図5：脾臓：右の黒い部分が脾臓。中央の白い線部分は膵臓

光景と見ることはできないだろうか。

▼田中康一の脾臓論

ここに三木の研究を引き継ぎ、動物全般にわたって脾臓の起源と進化を研究した田中康一という人物が登場する。

三木成夫の研究段階では、「哺乳類の脾臓は魚類から鳥類に至る非哺乳類の脾臓と同じ機序で形成され、その進化は爬虫類・鳥類に見られるものの延長上にある」と漠然と考えられてきた。しかし田中の脊椎動物全般にわたる脾臓の網羅的な研究によれば、脾臓の進化に伴う形態変化は、未発達なものから高度なものへ行儀よく収斂してゆくという三木の想定したものではなく、その進化は「放散的」であり、一筋縄ではいかない、乱調に富んだものであるという。ここは注意を要するところである。

「哺乳類と鳥類の脾臓の間に見られる形態差は著しく、また両者の間に移行形態も見られない。さらには鳥類よりも哺乳類の方に原始的な形態をもつ脾臓が多いという逆説的な現象がある」というのだ。「哺乳類脾臓の形態特徴は、端的にいえば肺魚の腸脾に似た原始的な三層構築を保っており、この特徴は魚・鳥類の脾臓ではすでに失われているもの」であると。つまり魚や鳥類がすでにとっくに失っている原始的な形態を、なぜか私たち人間の脾臓はもっているのだと田中はいう。

▼ヘビの脾臓

そして田中は、ここに驚くべき言葉を発する。

「ヘビ類の脾臓に見られるような赤脾臓のほぼ完全な消退は、脾臓の形態変化の終末像を示唆する端的な例であるといえる。この過程で生じる脾臓の形態変化は、必然的に脾臓からの造血機能の離脱と、リンパ・細網性機能の発達を招く。」

つまり、もし脾臓の進化が「収斂性」のものであれば、赤脾臓を完全に消退させ、リンパ機能に特化したヘビ類の脾臓こそが、その進化の終末形ではないのか、というのである。脾臓に特化してみれば、ヘビはその進化の最終的な形態である。そういう。ヘビは長距離の運動にも「横腹」が痛むことはない。このヘビの方が、ヒトよりも進んでいるところがあると、田中はいう。ヒルデガルトの幻視の中に現れるヘビは、いつも悪魔を意味している。

さて、田中によれば、脾臓にはさらにもう一つの謎がある。脾臓に存在するといわれる開放性循環路は脊椎動物の他の臓器には存在しないものなのだそうである。ここに「開放性循環路」とは、毛細血管を欠き、血管系の末端が開放され、動脈中の血液はいったん組織間へ流れ出てから静脈に集まるものをいうが、開放性脾臓は現生哺乳類ではより普遍的で、ヒト脾臓においても白脾臓から赤脾臓に入る筆毛動脈は「開放性」であるという、非常に特異な構造をもっている。

「なぜ脾臓でこのようなことが起こったのか。」――田中はこう自問し、そして答える。

「哺乳類の高い基礎代謝を維持するために静脈域外層にある造血機能を温存する必要があったためではないか。」

そして田中は、ここで興味深い表現をしている。

「結論的に脾臓は、ヤツメ目幼生の個体発生にみられる中腸造血巣の発育過程が、ある段階で時計を一時的に止めたのだ。」

▼時計が止まる

「時計を、一時的に止めたのだ。」

人間でいえば、受胎後四週から五週目のあの時、神は時計を一時的に止められた。あの時、神は匙加減をされたのだ。田中はそういうのであろう。そして系統発生の中に見られる脊椎動物のこうした脾形態の変化は、臓器レベルでの「幼形進化」(paedomorphosis) のみごとな例であると田中は述べている。この幼形変化の基礎となるメカニズムは、「異時性」(ヘテロクロニー：heterochrony) といわれるものであるが、神は全臓器が収斂的に進化するはずの計画を、脾臓に関してのみ、一時的に停止された。そしてヒルデガルトによれば、神は自ら、あるいは悪魔を用いて「匙加減」をされたということではないのか。

脾臓 (splen) には原始の光輝 (splendor) があったことを、神は横腹の痛みとともに思い起こさせるように、匙加減をされた。こうして私たちはアダムから命を、それも死すべき命を引き継いだわけだが、それのみならず、それとともに、黒色胆汁という病の源となる因子をも引き継いだということであろう。今思えば、ヒルデガルトの絵に描かれる第二の光の紫という色は、それ自体、生と死を併せもつことを強く示唆しているように私には思える。

「私たち人間は善悪あわせもって生まれる。悪しきものの闇と良きものの光輝をもって。」(『スキヴィアス』第四の幻視)

赤脾臓をもたない蛇は脇腹が痛むことはない。罪に苦しむことがなくなったものを悪魔と呼べば、罪に苦しむことが人の証であると、ヒルデガルトは自らの痛みの奥から呻くようにいっているのではないだろうか。

第5話

体液論と臓器論

ヒルデガルトの病理学を体液病理説と呼んでも誤りではない。だが『病因と治療』の中にみる治療法の構成がBOOKⅢでは臓器別であることに示されるように、ヒルデガルトが臓器独自の役割と病理を踏まえながら、身体全体としては体液病理論に依るという柔軟な視点を保持していたことは注目に値するであろう。この柔軟性の奥には、肉体における「魂の在りどころ」を巡るヒルデガルトの独自性があるように思われるが、今はまず臓器病理説と体液病理説を巡る歴史から入り、この分野におけるヒルデガルトの立ち位置を俯瞰できるように努めたい。

Ⅰ　古代ギリシャの体液論と臓器論

▼臓器病理説と体液病理説の歴史

臓器病理説と体液病理説は、古代ギリシャ以来の医学史の中では、長い波長をもって打ち寄せる波のように、交互に主流として到来してくるように思われる。紀元前四五〇年ころ、小アジアのクニドス半島に出現したクニドス派の医師たちは、病気は身体の固体部分――すなわち臓器にあるとして「臓器病理説」を唱えた。

「病気はどこにあり、それはなんという病気か」という問いに熱中したクニドス派は、診断を重視し、病名を分類し、そして病名を与えた。そして体液説に則った治療法——瀉血や下剤の使用を批判した。

その五十年後、クニドス半島のすぐ近くのコス島にコス学派が生まれた。ヒポクラテスがその代表である。体液は体に遍満すると考えた彼らは、病気になるのは各個の臓器ではなく全身であり、全人格であると捉えた。病気は四体液の混合比が良くないために発生するという、いわゆる「四体液病理説」を唱えたのである。

梶田昭は『医学の歴史』の中でこの両派の特徴を捉えて「クニドス派は病気を発見し、コス派は病める人を発見した」と述べているが、コス派の「四体液病理説」はヒポクラテスにおいて完成し、ガレノスにおいて、体液論は霊魂論、臓器論、消化論に統合され、一大精気システム—「血流論」として集大成されてゆく。このガレノスの功績を礎とした体液病理説はその後、十八世紀に至り、啓蒙主義思想の普及と顕微鏡の発明とがあいまって新たな「病理解剖学」が誕生するまで、ガレノスを起点にすれば一八〇〇年以上の長きにわたって西洋医学の主流であり続けた。

一七六一年、イタリアの医師ジョバン・バティスタ・モルガーニは八九歳の時（!）、『病気の種子と原因』という本を著して四体液病理説を明確に否定し、固体病理学—臓器病理学への門戸を開いたといわれている。すなわち「病気は血液とともに全身を巡るのではなく、固体の局所——すなわち一つの臓器に限定されている」と断定したのである。

一七八九年のフランス革命を巨大な歴史的転換点として、あらゆる伝統は根底から否定されていったが、古代以来の体液病理説もまたその例外ではなく、ここに至って体液病理説はようやく衰退し、固体病理説に主役の座を譲ることになった。

そののち十九世紀に入ると、先に見たモルガーニの臓器病理学に「病むのは、臓器の一部である局所的な組織である」という修正が加えられ、ここに「組織病理学」が誕生する。そしてこの組織病理学は十九世紀中葉、ベルリンの病理学者ルドルフ・ウィルヒョウにより、さらに一歩極小微細の坂を下って「細胞病理学」へと結晶してゆく。彼は「生命体の基本単位は細胞であり、病気も細胞単位に起こる」と考えたのである。

医学史的には、この細胞病理学に並行してパストゥールやコッホ等による病原体・病原菌の発見と細菌学の発展をくぐって現代の西洋医学は成立したとされているが、今日私たちが通う病院の診療科目が「心臓科」や「腎臓科」「呼吸器科」「胃・食道外科」「大腸・肛門外科」など臓器別に細分されているように、その淵源をたどれば二四五〇年前、古代ギリシャに発するクニドス派「臓器病理説」の系譜に属するといっても間違いではないだろう。細胞からさらに下って遺伝子の微細にまで立ち至った現代医学が、そのミクロの極限から人間の命というマクロの全体性にどのように上昇してゆくのか——この問題は現代の先端的なテーマのように見えて、実は古代から延々と続けられてきた体液論と臓器論を巡る論争の中に孕まれている古いテーマであるといっていい。身体を扱う場合は常にそうであるが、それは生命の全体性、すなわち肉体と魂の捉え方を巡っている。ヒルデガルトはこの点において毛筋一本のみならず一木一草に至るまで、揺るぎない視力をもった人であった。

以下、「臓器論」に移る前に、その橋渡しとして、ヒルデガルトに先立つヒポクラテス、プラトン、ガレノスの「体液論と霊魂との関係」に絞って概括しておきたいと思う。

▼ヒポクラテスの体液論と霊魂

「ヒポクラテスの医学」が、青く澄みわたったエーゲ海タソス島を舞台に、四季折々、東西南北から吹き抜ける風の記述から始まるように、ヒポクラテスの医学—四体液説の基礎には、プラトンが基礎に据えた火・空気・水・土の四元素よりはむしろ、直接的な自然的条件である気象と風土——すなわち四つの季節とそれに対応する温・冷・乾・湿の四元性とが据えられているという印象を私は強くもつ。ヒポクラテス医学は実践的で経験的なものであり、四体液説に霊魂の働きがどのように作用しているかという点についてはあまり関心がなかったように思われる。例えば当時「神聖病」と呼ばれた癲癇について、ヒポクラテスは迷いなくきっぱりと、次のようにいっている。

「本病はほかの疾病にくらべて特に神的でも聖的でもなく、自然的原因を有する。」

つまり「神聖病」を神の罰、あるいは悪霊の憑依として捉えるのではなく、脳内粘液の過多にその原因を求めるという治療医―自然科学者の視線を貫いており、ここに霊魂の踏み入る隙はないように思われる。『古い医術について』の中でヒポクラテスは「医療はもっともらしい理論を振りかざして行うべきではなく、思考を伴った経験に従って行うべきである」と述べており、事実の合理性に没頭したヒポクラテス体液論の中に霊魂の働きを直接に感じ取ることは困難であると私は思っている。

▼プラトンの体液論と霊魂

プラトンが人間の身体―病理について述べているのは『ティマイオス』であるが、この中で体液論の基礎になっているのは四元性ではなく四元素であり、この点はヒルデガルトに共通している。身体を構成している四元素の調和が崩れ、どれかが過不足することによって病は起こるとプラトンは考えていた。そして四元素から二次的な組織体――髄・骨・肉・腱・血液が組み立てられてゆくのだが、肉が溶け、その腐敗物が血管の中へ放出されると、血液の中に胆汁（黒いもの・赤みを帯びたもの・草色のもの・黄金色のもの）と粘液（黒胆汁の上澄みである酸っぱい粘液と柔らかい肉の腐敗物である白い粘液）とが生まれるとされている。血液と、病的分泌物である胆汁と粘液とはプラトンの中では別次元のものとして区別されており、コス派の体液論とはこの点で違いがある。身体を構成する四元素と体液との関係は必ずしも細部にわたって明確ではない。「霊魂三部分説」で臓器と霊魂との関係をプラトンは詳述しているのだが、体液論の中で体液と霊魂との関係は直接には触れられていない。

「臓器病理論」の出発点、すなわちメスを握る手の先には「魂はどこに存在するか」という関心が常に強くあったのだろう、「臓器病理論」は霊魂論とともに展開される傾向にあると思うが、では体液論はどうであったか。

「私はメスを決して使わない」といったヒポクラテスにおいても、あるいは霊魂論を中心とするはずのプラトンにおいても、体液と霊魂との個別的・直接的な関係が語られることはない。それはなぜか。——こういう疑問の呈し方はあまりみかけないかもしれないが、身体のいかなる細部にも魂の働きを見るヒルデガルトの目にはむしろ奇異なことではなかったのか。では、この関係についてガレノスはどのようにいっているのか。

▼ガレノスの体液論と霊魂

プラトン「霊魂の三部分説」を継承したガレノスは、血流論の中で臓器（脳・心臓・肝臓）と霊魂との関係について詳述しているが、体液と霊魂との関係については、おおよそ次のように述べている。

肝臓はガレノスにとっては「自然の霊」の座を意味するが、「この自然の霊により血液が造られる。しかしここではまだ血液、粘液、黄色胆汁、黒色胆汁は混ざり合った状態で、そのうち過剰な黄色胆汁は胆嚢で吸収され、よい分解物となって腸に排泄される。白色粘液は精神の霊の座である脳の分解物であり、これは常時、鼻から外部に出てゆく。黒色胆汁は胃で消化された食べものが分解されて乳糜《にゅうび》となったもののうち、ぼろぼろの成分は脾臓に行き、そこで黒色胆汁となる。」

つまり四体液のうち、血液と黄色胆汁は「自然の霊」の座である肝臓で造られ、白色粘液は「精神の霊」の座である脳で造られる。しかし黒色胆汁だけは「胃の消化物の悪しき分解物が脾臓で変性したもの」となっている。

ヒルデガルトにとって胃は全被造物――宇宙と交わるための枢要な臓器であるが、ガレノスにとって胃は中空のチューブのようなもので、霊魂の座す場ではないということのようである。そして胃から乳糜の行きつく先、黒色胆汁の生れ出ずる場――脾臓の機能についてガレノスは「脾臓は黒色胆汁を適宜吸収し、血液を浄化する」と述べていることは先に触れたが、その一方で「脾臓は肝臓の単なる排出器官である」ともいっているのだと、『自然の機能について1』の訳者は傍注を付している。たしかにここに表白されるガレノスの脾臓理解は「脾臓は肝臓の汚れを拭き取る布巾とでも呼ぶべきもの」（『ティマイオス』72－C）と述べるプラトンに通じているといえようか。脾は卑というのか、プラトンにとってもガレノスにとっても、脾臓は肝臓の単なる排出器官、あるいは汚れ拭きの布巾、そこに霊魂はないということなのだろうか。

そして黒色胆汁について。ガレノスは四体液を四元性との関連で説明して「血液は温・湿、黄色胆汁は温・乾、粘液は冷・湿」といい、最後に残った「冷・乾」の組み合わせは自然界に遍在するのだから、体液にだけこの組み合わせがないはずはない。こうして、いわば論理的な帰結として、最後の組み合わせに「黒色胆汁」を当てるという記述になっているが、そこにはいつものガレノスらしい強気は感じられない。ガレノスにとっても脾臓はやはり謎多き臓器で、時には肝臓の排出器官にすぎないとされ、こうしてその排出物たる黒色胆汁もやはり五里霧中にあり、黒色胆汁と霊魂との関係に言及することは憚られたというべきだろうか。ここはひとつの課題であるが、ガレノス身体論―血流論には多くの疑問点があるのは確かである。

II　ヒルデガルトの体液論と臓器論

▼ヒルデガルト受胎論に見る「臓器の発生」

ヒルデガルト四体液論がヒポクラテスやガレノスのそれとは異なり、四元素の働きを基にした四種の粘液が織りなす弁証法的な作用―反作用の中で捉まれる体液論であることは、これまでも繰り返し述べてきた。粘液体液論を基礎にしたヒルデガルトのこの病理論に対し「臓器病理論か体液病理論か」と改めて問えば、主要な治療法が体液病理論に特有な瀉血や下剤の使用にあるという点を含め、血流論において体液論と臓器論を統合したガレノスが体液病理論者と呼ばれるように、ヒルデガルトも体液病理論者であるといっても誤りではないだろう。しかしBOOKⅢの臓器別病理解析に示されるように、ヒルデガルトにあって臓器病理論と体液病理論とは対立的な概念ではなく、体を統一的に掴むための二重の焦点であったように思われる。

ヒルデガルトという人は、臓器の形成も臓器の働きも、そして体液の形成とその働きも、魂の現れとその働きとして捉えており、体液と臓器とは融通無碍な相互性と全体性をもって体を構成しているという事実をよく知っていた人であったと思われる。

ここに一つの例を挙げよう。

「有害な飲食物によって胃や膀胱がつかえた場合、胃と膀胱は腸に悪い体液を運び込み、脾臓には悪い蒸気を送り出す。これにより脾臓は腫れあがり痛み始める。この脾臓の腫れと痛みが心臓の痛みを引き起こし、心臓の周りにリヴォルを生み出す。これらの体液（リヴォル）が腸と脾臓の中で過剰になり心臓に多大な苦痛を与えるようになると、体液は黒色胆汁と混ざりあう。こうして体液によってかきたてられた黒色胆汁は傲慢さの度を増し、黒く有害な蒸気とともに心臓にまで上昇し、その霧をふいに頻発するいらだちとともに吐き出す。

そのため、人は悲しみと苦痛を抱え、食べものをすこししか口にしないようになる。」（「脾臓の腫れ」「心臓の痛み」192P）

ここでは臓器と体液が――記述に即して具体的にいえば胃・膀胱―脾臓・腸―心臓という臓器が、体液（リヴォル）に仲立ちされて黒色胆汁を誘発し、さらに黒い蒸気となって心臓を苦しめるという一連の病理連鎖を、臓器―体液―黒色胆汁―（蒸気）の相互連関の中で統一的に掴んでいるということがよくわかる。そしてこうした体の反応には、いらだちや悲しみなどの感情が絡んでいることをも正確に捕捉している。

体液論か臓器論かという熱く長い論争を尻目に、ヒルデガルトはなぜこのように囚われのない捉え方をすることができたのだろうか。もともと彼女は物事を概念的に捉えようとする「男性的な」思考法からは自由な人であったと思うが、眼前に生々流転するようなリアリティをもつこの病理反応の一連の描写には、かつて神の啓示によって「胎児の形成過程」を目撃したという稀有の体験が、深く作用しているように私には思える。

詳しくは第10話「妊娠―宇宙の孕み」の中で触れるが、ヒルデガルトは「魂の注入」という項目の中で、人の受胎の瞬間から臓器の形成に至るまでの過程を次のように描写している。

「女の血と男の精子が交わると、やがて肉のような凝固が始まります。そしてその凝固し始めた形象のいたるところに髄と血管が糸のように張り巡らされてゆきます。この髄と血管という液状の流動体の中に、やがて結節のようなもの―固体が形成され始めます。縦横に張り巡らされた髄と血管の各所に結節のようなものができ、それはやがて個別の器官―臓器へと凝集し形成されてゆきます。そして受胎から二カ月目、すなわち第五週目に入る時、形象に注入された魂は、太陽の進行という時間性とリズムに合わせて、神の定められた設計図に従い、髄と血管の中から目を目として形成し、心臓を心臓として凝集させ、胃や腸、肺や肝臓を形作ってゆくのです。」（「魂の注入」150P要約）

ヒルデガルトは目撃したのだ。胎児の中で、臓器は流動し循環する体液から独立した固体として形成されてゆくという発生学的な事実を。

前項で脾臓の謎を追って三木成夫の仕事を見てきたが、そこで述べられる脾臓の腸脾からの独立過程は、ヒルデガルトの目撃した光景と不思議な重なりをみせているのではないだろうか。

「脊椎動物のもっとも原始的な種である円口類ヤツメウナギの脾臓は腸管壁に埋もれて一面に広がり、そこで造血作用を営む。これを「腸脾」と呼ぶ。一方、陸上動物の脾臓は、すべて腸壁から離れ、独立している。これを独立脾と呼ぶ。すなわち海のものは腸管との融合脾、陸上のものは独立脾である。」（三木成夫『生命形態の自然誌』）

▼体液と臓器

アリストテレスは「動物であれ植物であれ、受け入れて排出するのが生物である」といっているが、「体液」という語は、植物液にも動物体液にも用いられるもので、ヒルデガルトも同じ用い方をしている。体液とはもともと栄養の吸収と排出の流路であり、流動し循環する体液こそは発生の初期から、その生命体の基本を構成するものであり、そこから固体としての臓器が本性に応じて形成されてゆくということであろう。これが体液と臓器の基本的でシンプルな関係である。

前稿では脾臓の謎を追う中で、身体には「異時性」という時間の位相があることを私たちは知った。この身体を構成する臓器や体液は、フリッツ・カーンの描く「産業宮殿のような男」のように、もはや停止した時間の中で完成され、固定されて、機械的に作動する部品や配線のようなものではない。体液は時間性の中で繊細に揺らいでおり、そしてまた固体の形をとった臓器も、存在と時間の軋みの中で、身をよじるようにして揺らいでいる。体液や内臓の揺らぎは、季節や時間や温寒や、すなわち太陽や月の動きに連れ、あるいは悲しみや怒りという感情に連れ、それは起きるのだということを、ヒルデガルトはこの著作の方々で繰り返し述べている。それが「生きている」ということの事実なのであろう。この事実の上に立って、時間性の中で揺らぐ体液の作用—反作用を捉えるのが「体液病理論」であり、固体的存在と時間との軋みの中で揺らぐ臓器の苦悩を捉えるのが「臓器病理論」ということではないか。

今、フリッツ・カーン「産業宮殿のような男」に描かれる身体諸器官を見ていてふと思い起こすのは、プラトン『ティマイオス』の中の臓器のイメージである。プラトンにとって「不死なる魂」の制作者は一者、すなわち神であるが、この神は死すべきものの誕生をその子どもである神々、すなわち天体に任せた。この神の子らは魂の不死なる始源を受け取ると、その周りに死すべき体を丸く作り——これが頭である——、この頭が移動できるようにと両手両足を、そしてこの頭を養うために消化器や栄養器官、循環器が与えられたという。体を魂の乗りものと考えるプラトンの臓器論は、その必然として無機質で機械的な印象を与えるのだが、種々の論じ方をされる臓器論とは、実のところ、魂の在り所、言いかえれば命の究極的な在り所はどこなのかという切実な問いを巡っているのではないだろうか。プラトンの臓器論も、ガレノスの一大精気システム—「血流論」も、ここを巡っていると考えるべきではないかと思うのである。

第6話 臓器の世界

I 霊魂の在所

ヒルデガルト臓器論に入る前に、ガレノスの臓器論をプラトン「霊魂三部分説」に関連する箇所に絞って見ておきたいと思う。

▼ガレノスの臓器論

プラトンは霊魂と臓器――肝臓・心臓・脳の関連を概略、次のように述べている。

「肝臓にその座を置く欲望や、心臓にその座を置く感情の流れを、脳にその座を置く知性の通路へと導くことによって魂全体は純化されてゆく。」

「霊魂三部分説」と呼ばれるものである。

魂は本来的には一つであるが、それには欲望・感情・知性という三つの働きがあり、それぞれ肝臓・心臓・脳にその座をもっている。プラトンにとって心臓は理性の座である脳と獣の住処である肝臓の間に立つ「番所」のようなもので、「肝臓の獣的欲望に対する理性の反応が、心臓の動悸や怒りとして現れる部位」、すなわち「心臓は脳と肝臓との対応関係を反映する部位」であり、中枢的な魂は理性の座である脳にあるとした。（プラトン『ティマイオス』）

ここには脳を頂点とする臓器の位階制とでも呼ぶべきものが厳然とあるが、このプラトン霊魂三部分説をガレノスは「血流論」（図6）の中に取り込んでゆく。それはガレノスにとって「霊魂の座は心臓にあるか脳にあるか」という極めて深刻で実証的な問いであり、その情熱がガレノスをして猿や牛、豚など幾多の生体実験に駆り立てたものと思われる。その実験は神経と血管の切断、あるいは結索に集中しているように見える。

「心臓を切り取られた動物は、それでも呼吸しており、大きな声で啼いたばかりか、血液を失って死ぬまで逃げ回る。」（『ガレノス　霊魂の解剖学』「ヒポクラテスとプラトンの学説について」二宮陸雄）

「第一頸椎のところで頸を切られた牛は、もはや歩くことも走ることもできず、呼吸、啼き声ともに失われるが、それでも心臓は動脈とともに長い時間拍動している。つまり動脈の拍動は脳からではなく、また心臓の拍動も脳からではないということを意味する。」

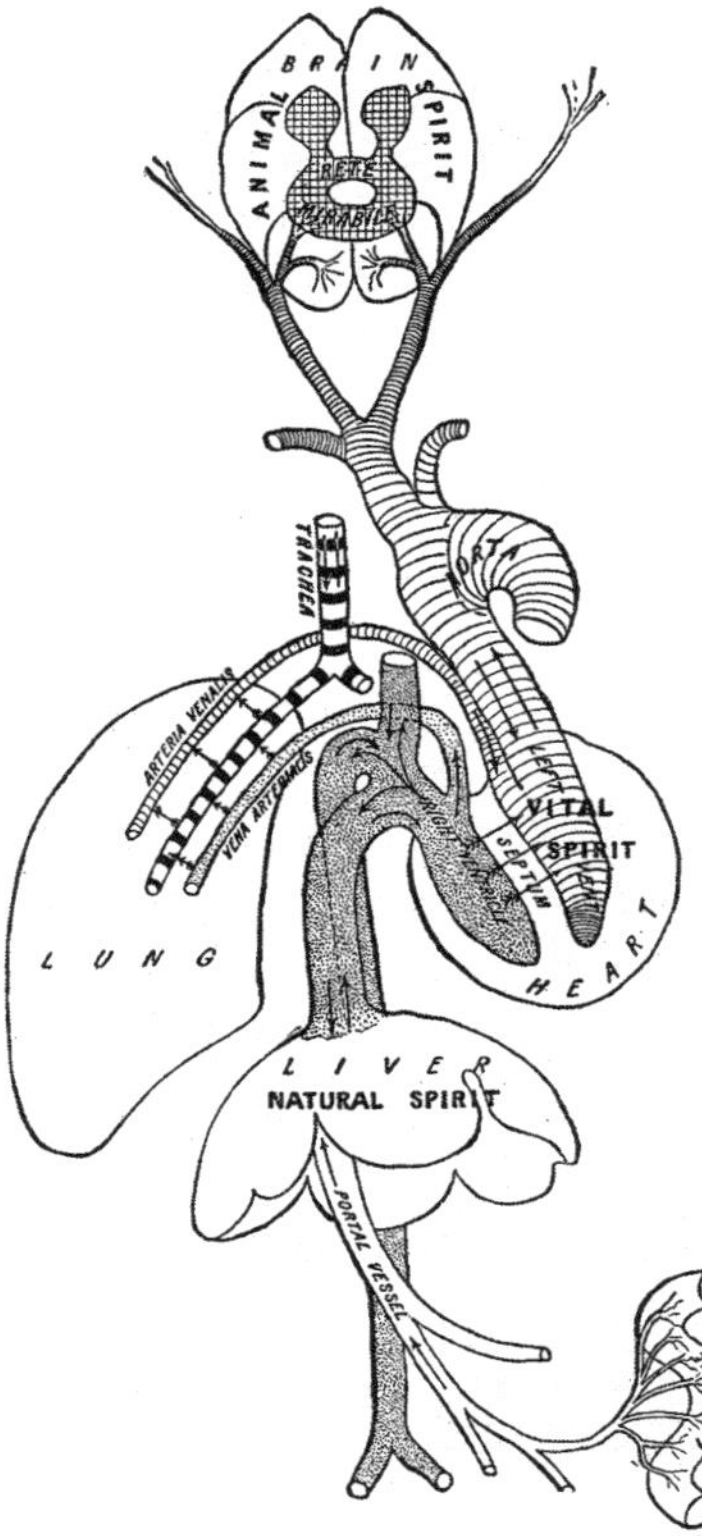

▶図6：ガレノスの血流図

心臓の摘出が直ちの死を意味せず、また脊髄の切断も直ちの死に至らしめるものではない。霊魂の統御部分が心臓にある、あるいは脳にあるというのは、ともに誤りではないか。ガレノスは繰り返し自問し自答している。

「運動の種類が異なればその源である霊魂も別々である。脳は随意運動の源であって、動物のすべての活動にただひとつの源があると考えるべきではない。」

これがガレノスにおいて成立する霊魂三部分説の基礎にある実証的な確信であろう。そして脳・心臓・肝臓各個の働きについて、次のように述べている。

「私は生後の動物は三つの源により統御されていることを論証した。その一つは頭であり、想像と記憶と想起、推理がその働きであり、感覚と随意的な運動を導くことが仕事である。第二の源は心臓であり、霊魂の調子を整え、理性の働きの調子を整える。また不正に対しては怒りという内的な激情を沸騰させ、体を温め、動脈を脈動させる。第三の力は肝臓にあり、動物の栄養に関するすべてを統御する。また血液を生成するが、この力には快楽の享受が含まれる。」

すなわち肝臓には「自然の霊魂」が、心臓の左心室には「生命の霊魂」が、脳には「精神の霊魂」が発生・作用するとしたのである。そしてこの三霊魂のうち身体諸器官を手段とする霊魂の統御力はその理性的部分、すなわち知覚と随意運動の源である脳にあると結論づけた。

（注：一般的にはここは「自然の霊」などのように、「霊」という訳語が用いられているが、全体的な整合性を保つため、この脈絡にある霊は「霊魂」とした。ヒルデガルトの用語では「魂」に該当する。）

そして肺から入った空気が脳に行く過程で、霊魂の中軸である精神精気（プネウマ・プシコン）に転換・生成されるという一大精気システムを、次のように描きだした。

「心臓左心室にある内在熱と肺動脈からくる空気の力で、心室中隔の細孔からしみ出してくる血液の中の自然精気が生命精気に変質され、これが頸動脈を通って脳に行き、脳内の網状動脈叢を経て純粋な精神精気となり、神経に沿って全身に送られる。」（同上「霊魂の統御と視覚機構」）

別の説明によれば「動脈内のプネウマは生命精気と呼ばれ、脳内のプネウマは精神精気と呼ばれる。生命精気は吸気と体液の気化からその生成材料を得て、動脈と心臓の中で生じ、その生命精気の一層の精錬により精神精気は変成される」となっている。

ガレノスはここでプシュケー（霊魂）とは区別して、プネウマ（精気／生気ともいう）という言葉を使っている。プシュケーは形成機能をもつ「技巧的な気」とも呼ばれる。（『自然の機能について1』）

「霊魂自体が実体をもつかどうかは別として、霊魂は脳という実体の中に住んでおり、プネウマは動物の全感覚と随意運動のための霊魂の第一の道具、すなわち霊魂の統御手段である。もし仮にプネウマ自体が霊魂の実体であったなら、プネウマが逃げてしまうと動物は即死するはずであるが、そうではない。」（二宮「霊魂の統御手段としての精神プネウマ」）

このプネウマなるものは中々理解しづらいが、「負傷した動物からプネウマが出てしまうとただちに屍のようになるが、（プネウマが）もう一度集積されると動物は生き返る」（同上）といういい方からして、プネウマとは霊魂の統御手段としての、ある種の伝達物質——今日的には「神経伝達物質」などを指すか——というほどに理解すればいいのだろうか。これを補強するように瞳孔の拡散実験を手掛けたガレノスは、このプネウマの実体に関し、「脳で生じた精神プネウマが視神経の通路を通って伝送されるが、その伝達の速度から判断して、プネウマは液体ではなく、空気のような物質ではないか」と推測している。（同上「霊魂の統御と視覚機構」）

さて、ガレノスにあって霊魂は三つの部分に分かれているが、霊魂の統御力は脳の霊魂にある。この精神の霊魂の実際的な統御は、それが生み出す空気に近い精神プネウマという実体的な伝達物質が全身に伝送されることにより、知覚と随意運動の統御は実行されるという結論を導きだすのだが、これは霊魂を自然科学の枠内で捕らえ、理解しようとする試みの一つといっていいのではないだろうか。

（ガレノスの血流説には心臓中隔孔の想定やプネウマの伝達流路の一つとして動脈が想定されるなど、現代医学からみれば誤った所見もあるが、ここでは問わない。）

しかし、これほどまで緻密に論理化されたプネウマについて、ガレノスは『自然の機能について』の中では「このプネウマを勘案しなくても自説は証明できる」とも述べており、ちょっと面喰うところがある。

こうした混乱や難解さはどこから生まれてくるのか。ガレノス「血流論」の図をじっと見ているとわかるのだが、プラトンに倣ったこの血流論は、魂はいずれかの臓器（肝臓・心臓・脳）に局在するという霊魂三部分説が大前提となっている。そしてこの三臓器に別々の本性をもって局在する霊魂を全身に行きわたらせる必要から、霊魂の「物理的実体」であるプネウマなるものが想定され、動脈・神経管を主とする伝達経路を電気配線のように張り巡らし、それを伝送・分配するという構造を考え出したのであろう。しかしそのどことなく無機質な触感は、先に触れたフリッツ・カーンの身体図に似て、機械工場のような人体を想起させる。人間の体と魂は、ほんとうにこのように出来ているのだろうか。

ヒルデガルトは魂が分割される、あるいはどこかの臓器に局在するという考え方をしていない。例えばここに一輪の花がある。そこには脳もなければ心臓もない。それでも花は咲いており、花の命は花のすべてにあまねく存在している。花と向き合い、その命を花全体から感じ取っているように、同じ眼差しが人間の体にも注がれているというべきだろう。

ヒルデガルトにおいて、なぜそのようなことが可能だったのか。この基底にはヒルデガルトの元素をめぐる理解の仕方があるように思われる。

「世界に存在するのは四つの元素のみである。」――きっぱりとこう断言するヒルデガルトにとって、私たちの身体の組成もやはりこの四元素のみに拠っている。すなわち二つの天上的な元素―火・空気と、二つの地上的な元素―水・土とは撚り合わされるようにして一つの命が織りあげられているということである。（詳しくは第1話「宇宙の創造と物質の成り立ち」の「II　元素と風」の項参照）

こうして私たちの体は、どの細部においても、天上的―霊的なものと、地上的―肉的なものとは不離不可分に絡み合っている。すなわち神の霊と地上的な肉との婚姻が私たちのこの身体―命であり、霊と物質とは分離できるものではない。それゆえ、霊魂を物理的に伝える物質を想定するというガレノスの方法に、ヒルデガルトは決して与しないであろう。

ヒルデガルトは、例えば『病因と治療』BOOKV「生と死の兆候」の中で、重篤な病者の体内で、いかに魂が働いているか、その様子を次のように述べている。

「魂はその力で手足の関節を強く支えているが、魂が体を出ようとする時、関節は弛緩する。しかし、いかに重篤な状態であっても、関節部の脈が静かで規則的であれば、危機は超えられる。」（「再び命の徴について」370P）

崩折れようとする病者の関節を、魂はその膝裏から懸命に支えようとしている。この時、魂は足の膝裏にある。もちろん心臓にも肝臓にも魂は同時に存在するが、おそらく神の霊は母のように心配症で、だから体のもっとも重篤な場に寄り添うようにして立っているということだろう。ヒルデガルトは神の働き、すなわち魂の働きを、体の中にまざまざと観ていたのだ。こうした原初的な命の視力は、おそらく病の賜物である。

▼ヒルデガルトの臓器論

「神が人を創られた時、その素材は水とこねた土であった。神はその内に、火と空気からなる命の息を吹き込まれた。火からなる命の息によって土は肉となり、命の息である空気から土とこね合わされた水は血となった。……アダムの内実、すなわち骨・髄・血管は命の息によって強められた。」（「アダムの創造」115P）

こうして肉も血も、火と空気からなる神の息によって創られ、骨・髄・血管は命の息に強められたもの。この体は直接に、神の命の息にその起源をもっている。そしてこの命の息は、植物の内に秘められた緑のように、人の体の中で魂となる。

*

ヒルデガルトは一つ一つの臓器に目を注ぎ、その一つ一つの臓器の中で働く魂の苦悩と喜びを書き証してゆく。

「魂は体全体を貫き、人に命を吹き込む火である。魂には火と風と湿の性質がある。それは人間の心臓全体を支配している。肝臓は心臓を温め、肺は心臓に触れ、胃は人間の体にあって食物を受容する容器である。知識は心臓に属し、感情は肝臓に、ふいごの機能と理性の回路は肺に属する。目は人の通路であり、鼻腔は人の知恵である。」（「人間の内部」116P）

ここに描かれているのは、魂の働きである。プラトンやガレノスの説く臓器とは異なり、生き生きと脈動する臓器の姿が、そこで立ち働く魂の息遣いとともにある。

「人間の内部」という小見出しが付けられているが、これは後世のもので、人間の内部、すなわち体という神秘の内を覗き込んだ時、瞬時に与えられたすべての情報を、時間の内に書き留めねばならないというもどかしさがここにはある。魂とそれぞれの臓器。そして臓器同士が温めあい、支え合っている姿。神から与えられた智恵である知識は、脳ではなく心臓に位置し、感情もまた脳にではなく肝臓にある。目も鼻も、だから耳も口も、プラトンやガレノスのいうような魂の奴僕ではないのだ。

「それは智恵の通路、智恵の出口、智恵の働き。体のすべてを貫くのは魂であり、それは火であるとともに湿をもつ。火は心臓を支配し、人の脳と髄の中にも存在する。」（「人間の中の元素」117P）

Ⅱ　心臓は命

▼いと甘き心臓

ヒルデガルトと同時代の霊的指導者、シトー会修道院長クレルヴォーのベルナールはいっている。

「いと甘きイエスの心臓」

それは聖心《みこころ》信仰への嚆矢《こうし》といってよいだろう。ヨーロッパ全土は騒然としていた。第二次十字軍遠征に向かう軍馬の蹄、市中に立ち昇る異端焚刑の火煙。イエスの心臓への信仰告白は、こうした時代に起きたのである。

　初代教会のパウロ以来、頭すなわち脳を頂点とした身体の位階制に秩序づけられたキリスト教世界の中で、このベルナールの信仰告白は、身体論的に見れば、時代を画する出来事であったろうと思う。中世史家ル・ゴフはこの十二世紀を「愛の告白の世紀」と呼び、あるいは「ほほえみの時代」と呼んだが、中世都市と都市市民の成立という社会基盤の大変動を背景に、男女の主体的な愛の自覚、あるいは肉体的自然への目覚めという時代性は、脳に代わって心臓の位置が上昇するという出来事と関係するのだろうか。そしてこの世紀はまたマリア信仰への地熱が急速に高まる時代でもあるのだが、肉体への目覚めは、脳から心臓への視線の移動とほとんど一つのものとして、女性性の覚醒と母性の神学化という変化をもたらしたのであろう。そして聖心信仰の産声もマリア信仰への熱情も、十字軍遠征に加えて異端審問という、社会を覆う巨大な死の影によって生み出されたのではなかったか。聖ベルナールも聖ヒルデガルトも、この二つの事件に深くかかわっている。

*

魂と肉体とはどの一片をとっても切り離せないとするヒルデガルトの身体論の中にあってなお、魂にとって心臓はやはり特別の座を意味している。

「神がアダムを創られた時、命の息が最初に宿ったのは心臓であった。」（「アダムの創造」115P）

魂の心臓への宿りとはどのような意味をもつのだろうか。

ヒルデガルトは『神の御業の書』第四の幻視の中で「心臓」に触れて次のように述べている。

「心臓は命であり、体の礎すなわち全有機体の構造物である。心臓は体の全体を含んでいる。心臓の中で私たちの思いは整えられ、私たちの意志は成熟してゆく。それゆえ意志は、いわば私たちの光である。」

「人間とはそれ自身が全被造物の要約体」である。そしてその人間の中にあって、心臓は身体全体の要約体であるとヒルデガルトはいう。宇宙の全被造物は人間存在において総括され、人間の身体全体は心臓において総括されるという重層的な入れ子構造がここにはある。先の引用で「心臓は命である」という時の「命」の語は、ヨハネ福音書1章4節「命は人間を照らす光であった」の、この「命」を指している。命とは、人間を照らす光、闇の中で輝く光である。そして心臓で成熟する意志とは、いわば私たち人間にとっての光である。前文の引用は次のように続く。

「光がすべてのものを透過するように、意志は私たちの望むものにはどんなものであれ満ち溢れるであろう。

光になろうとするこの種の意欲の中で、私たちの意志は悪を運び去るために、悪の行いという闇の中にしばしば入ることがある。しかし悪は善の知識を取り除けるほどに私たちの意志を掴んだことはない。私たちは善を行わない時でさえ、何が善であるかをよく知っている。」（『神の御業の書』第四の幻視）

ここがヒルデガルト心臓論の核心といってよい。心臓で成熟する意志とは、善悪を知る知識の中で、悪に向かおうとする闇を識別し、善に向かおうとする光を意味する。こうして「意志は私たち人間にとっての光である」。

すなわち、ヒルデガルトにとって心臓とは原罪の記憶――「善悪の知識の木」と、おのが意志とが応答する場である。心臓の鼓動はその応答の発する言葉であるといってよい。

「意志とは光に向かおうとする意欲である。善を行わない時でさえ、人は何が善であるかを知っている。」

――意志とは善に向かおうとする魂の本性である。この魂の働きを、神は人間の心臓を通して私たちに知らせようとする。ここにこそ聖心信仰の根拠――根源的な救済の根拠がある。

先に触れた脾臓が原罪に関る記憶の貯蔵所であり、時宜に応じてその苦い記憶を放出する臓器であるとすれば、心臓は「善悪の知識の木」の生え立つ場であるといえよう。アダムの犯した原罪は、身体の中で二重の記憶としてある。脾臓と、そして心臓に。

▼心臓と思い

「魂は家の中にいるようにして心臓に留まり、ドアを出入りするようにして思いを出し入れし、窓を通り抜けるようにして熟慮し、燃える火が煙突を通り抜けるようにして思考する力を脳へと導く。思いの力が脳まで上昇すると、脳はその力をそこに留める。」（「魂の居場所」１９３Ｐ）

ここでは心臓と脳との関係が述べられているが、これらの語句を体の中にそのまま飲み下してゆけば、心臓から脳に向かって上昇する魂の働きを感じ取ることができないだろうか。思いを心臓に通せば、その思いは善悪の木の葉を揺らし、その揺れは心臓の鼓動となって響き返す。心臓は思いを弁別し、思いを濾過する。こうして溢れ出た思考力は脳に送られ、脳はその力を自らに貯める。

比較発生学の三木成夫は脳と心臓の思い—心との関係を次のようにいっている。

「頭は心で感じたものを、いわば切り取って固定する作用をもつ。」(『内臓とこころ』)

「脳死判定」という殺伐としたこの時代にあって、三木の柔らかな眼差しは、一陣の爽やかな風が吹き抜けるようにして、ヒルデガルトの眼差しと交差している。

III 脳と頭

脳死を死の判定基準とする社会に生きる私たちは、無自覚なままに唯脳主義の立場に立っているように思われる。二十世紀の哲学者テイヤール・ド・シャルダンは「思考力とは内省力——自己を対象として把握する能力をいう。知性は人間だけがもつ進化の特質である」と述べたが、それは人間の知性と進化を巡る私たちの漠然とした認識に一致しているのだろう。

「どんな動物集団も、神経系は時間の経過に伴い、脳の容積と調整機能が増大するとともに体の前頭部に集中するという注目すべき特徴がある。生物全体を神経系の発達において考察すれば、より大きな脳の形成に向かって、上げ潮のように一斉に高まる普遍的運動がみられる。」(テイヤール・ド・シャルダン『超人間について』)

「進化」を脳神経機能の複雑性——意識レベルの進化に特化し、だからその頂点には人間精神が立つのだといいうるほどに、二一世紀の私たちは無邪気にはなれない。「クジラは高度な精神をもち、イヌは人を理解し愛する」といい、他の動物や魚類に至るまで精神の存在を認めるヒルデガルトが、果たして人間の「脳と頭」に対しどのような位置を与えているのか、そこを少し考えてみたいと思う。

▼ヒルデガルトと脳

ヒルデガルトが脳について語る語り口はちょっと意外である。

「男性的で胆汁質の男は強く濃密な脳をもち、多血質の男は温かい脳を、粘液質の男は脂肪質で白く乾いた脳を、そしてメランコリア気質の男は脂肪質の脳をもち、その脳の覆いと脳の血管は乱れている。」(「男性的で胆汁質の男」159P等要約)

これは男の脳について記述したものであるが、脳の密度やその状態の判断は、ヒルデガルトによれば男の首から頭に至る血管の観察によって行われるという。そしてここでは脳の気質的な特徴が人格的な気質と結び付けられるという独特の構造がある。(だがこれは男性に限って適用される基準であり、女性の場合のそれは脳ではなく骨格である。この点は後に第7話「気質について」の項で詳しく触れよう。)

脳は水分と脂質を多く含む器官であり、それだけに乾・湿・温・冷の影響を受けやすいのであろう。

「脳は善悪両体液の影響を受け、常に柔らかく、湿っている。もし乾燥すると、脳はたちまち病気になる。脳は本来湿っていて脂肪質であり、人の分別や知恵、理解力を司る質料(materia)であるということができる。脳はこうした諸力を含んでおり、それら諸力を送り出したり引き戻したりする。」(「脳」186P)

「脳は人の分別や知恵、理解力を司る質料(materia)である。」――materia! この乾ききった表現はいったい何であろうか。諸力とは、脂質と湿に富んだ脳内に集積される情報因子――知恵や分別、理解力の素材となる質料のことをいっているのだとすれば、そしてその情報因子を「送り出したり引き戻したり」しながら記憶の蓄積と放出、その再編集による思考回路の形成を繰り返しているのだと理解すれば、それはコンピュータの中央演算装置を連想させて興味深い。

この脳は、だからもちろん思考する。だがその思考はテイヤールのそれとは異なっている。

「魂も家の中にいるようにして心臓に留まり、ドアを出入りするようにして思いを出し入れし、窓を通り抜けるようにして熟慮し、燃える火が煙突を通り抜けるようにして思考する力を脳へと導く。心臓では思いを弁別し、思いを広める。もし思いがなければ、人が認識する力をもつことはなく、ドアも窓も煙突もない家のようになるであろう。思惟と呼ばれる思いこそは、善悪の知識の張本人であり、すべてを整える力である。思惟こそは善や知恵や空虚、あるいは同様の本性の張本人であり、それゆえ悪い思いは心臓から出てゆく。心臓はドアである。心臓から元素へと至る道が続く。人は元素によって自分の考えを行動に移す。思いの力が脳まで上昇すると、脳はその力をそこに留める。」(『魂の居場所』193P)

思惟の主人は脳ではなく心臓である。心臓とは原罪の記憶——「善悪の知識の木」と自らの魂とが応答する場であることはすでに述べた。心臓に生い立つ「知識の木」の葉のそよぎに従い、その思念が甘い時には脳は豊かになり、苦い時には虚ろとなる。これを言い換えれば、心臓は思いを弁別し思いを広げ、そしてこの思いが脳にまで上昇してくると、その思いを受けて脳はある時は豊かになり、ある時は空しくなる。

ここに脳における「豊か」とは心臓における「甘い」感覚に等しく、脳における「虚ろ」とは心臓における「苦い」感覚に等しいのだろう。ヒルデガルトに独特なこの身体言語の使い分けは、絶妙である。

そしてまた脳は、女性がその歓びを感じとる質料の場でもある。

「女が男と交わりをもつと、女の脳にある熱は歓喜し、まずは性交の歓びを感じ取ったこと、そして男の種が放出されたことを告げ知らせる。」――この時、脳は豊かに息づき、心臓は甘さにむせているのだろう。

▼二つの頭

従来、キリスト教世界では「すべての男の頭はキリスト、女の頭は男、そしてキリストの頭は神」であった。パウロが「コリントの信徒への手紙一」の中でこう述べるように、頭は身体的位階制の頂点に立つものであった。それは教会組織が社会の頂点に位置し、女は男に従うという社会規範を意味している。だがヒルデガルトの生きた十二世紀、教会と帝国は激しく争い続けていたのだった。皇帝が教皇を廃位にすれば、教皇は皇帝を破門するという事態が打ち続いていたのである。世に教権と俗権という双頭の鷲が存在していた。頭は教皇権の、心臓は皇帝権のメタファーとして語られてきたものだが、この時代にその位置関係は逆転し始めていたのである。

＊

「権力関係はただちに身体の中にその場を占める。」(ミシェル・フーコー)

『中世とは何か』の著者ル・ゴフは、十二世紀の特徴を「父の時代から子の時代へ」と端的に表現した。威厳・厳粛といった父としての神のイメージから、この世におけるキリストの受難と苦悩――神性の内における人間的なペルソナが前面に出る時代となったのである。生と肉体への賛歌は、頭ではなく心臓に向けられて「御心信仰」へと結晶し、父の戒律から母の温もりへの渇望は「マリア信仰」として噴出し始める。そういう時代にヒルデガルトは生きていたのである。教会の位階的組織を介さず、神との垂直的・直接的な関係を保持する視幻者といえども時代の子であることに変わりはなく、また特にヒルデガルトは時代の苦悩と深く切り結んできた人である以上、彼女の身体論の中に時代の影響を見過ごすことは、やはりできないであろう。

神聖帝国の現実には、聖と俗という双頭の鷲が存在していた。それは霊魂と肉体との社会制度的な分離といってもよい。だが魂と肉体を不可分一体のものとするヒルデガルトの身体論にとって、国家と教会のこの分離は耐え難いものではなかったか。病み衰えた体に鞭打ち、幾度も幾度も説教旅行に出かける女子修道院長の駕籠傍に、双頭の鷲の旗印はなかったはずである。

▼ヒルデガルトの頭

不思議な記述である。

「神は男を土から造られた。土は男の骨、血管、そして肉の力である。土は男の完全無欠の頭と、厚い皮膚の中にある。女は子宮に子を宿し、子を産むがゆえに、守られた巣のようでもある。子宮に宿した子が空気を得やすいように、女は割れた頭と柔らかい皮膚をもつ。」（「アダムの創造」145P要約）

男とは女とでは頭蓋の仕組みが違うのである。男は「完全無欠の頭」（integro capitae : entire head）をもち、女は「割れた頭」（divisum caput : divided head）をもっている！

＊

まず男の頭から始めよう。ここで「完全無欠の」とやや大時代に訳したintegroの語には、「完全な」「損なわれない」「無垢の」などの意味があるが、この「無欠性」は女性の頭蓋が「割れている（無欠ではない）」ことへの対比としていわれると同時に、宇宙の完全性との類比として表現されているということである。

人間の頭と宇宙との類比は『病因と治療』の中にも登場する。

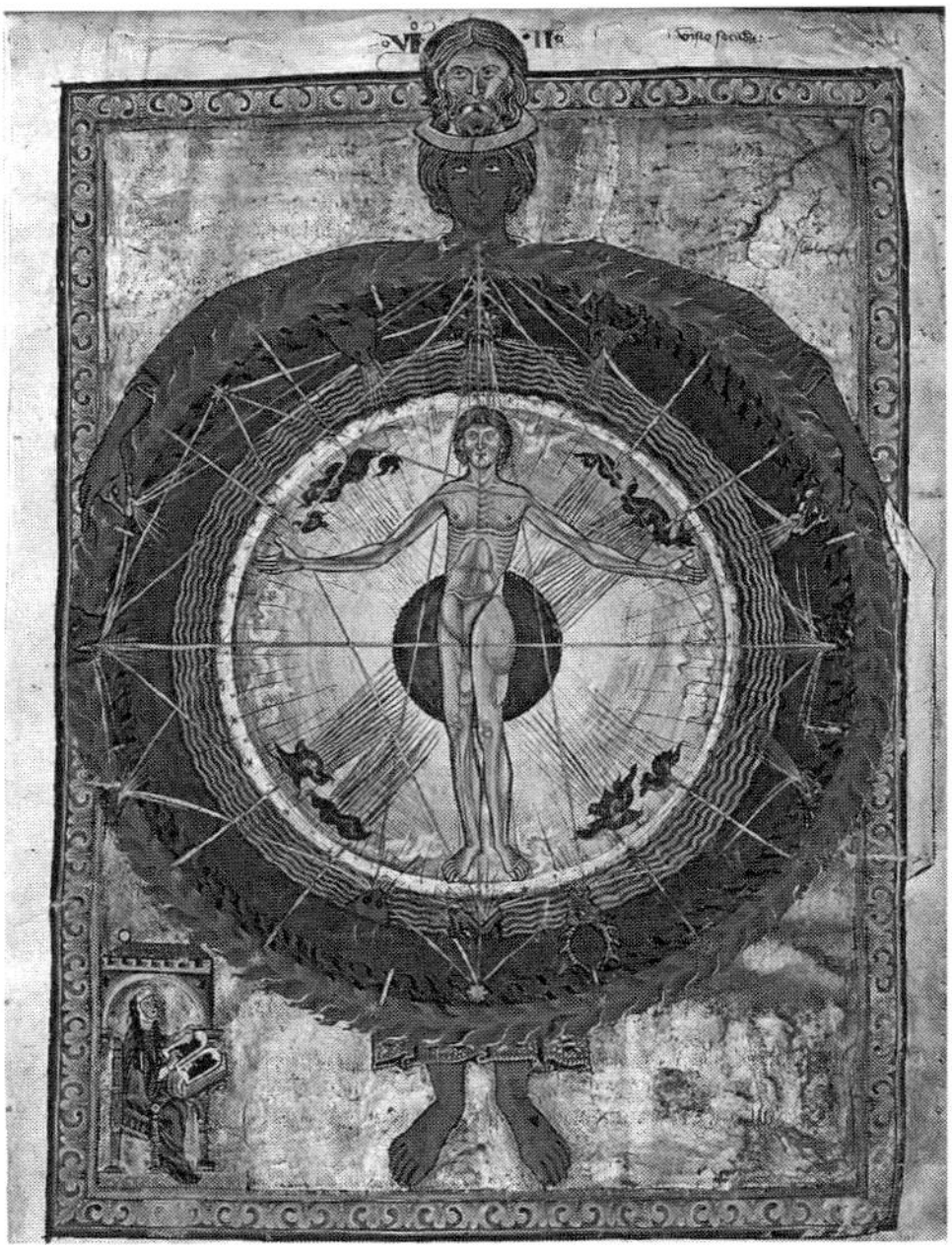

▶図7：「人間=宇宙」（『神の御業の書』第二の視幻）

「天空はいわば人間の頭のようなもの、太陽や月や星は目のようなもの。」（『天空のハーモニー』71P）

その類比が頭蓋の形状を巡っていることは『神の御業の書』の次の記述にも明らかである。

「人間の頭が丸いのは天空が球形であることを示唆している。正しく調和のとれた比率は、正しく調和のとれた天空の大きさの反映である。」（『神の御業の書』第四の幻視）

正しく調和のとれた球形は完全性を表す。この理解は古代ギリシャに淵源をもっている。「神々は万有の形が丸いのにならって、球形を身体に結びつけ、これを頭とした。」（プラトン『ティマイオス』）

*

さて次に女の「割れた頭」について。

「子宮に宿した子が空気を得やすいように、女は割れた頭と柔らかい皮膚をもつ。」

子宮に宿した胎児が空気を得やすいように女性の頭蓋は開くようにできており、それは月経の時もそうであるとヒルデガルトはいっている。女の頭蓋は男の頭蓋の完全無欠で剛直な仕様とは異なり、しなやかでたおやかな柔構造をもっている。それは子を孕む性として、空気を取り入れやすくするための神の采配であったのだろう。男の剛直は地上的な元素である土に由来するが、女の軽やかさは天上的な元素である空気に由来するからである。

「アダムは大地の生気を受けて男らしく、また元素の働きによって強健であった。アダムの髄から生まれたエヴァは、土の質をもつ大地の重みに押しつぶされることがなかったので、空気のように軽やかで、鋭敏な頭脳をもち、快活な生活を送っていた。」（「エヴァの奸策」１２１Ｐ）

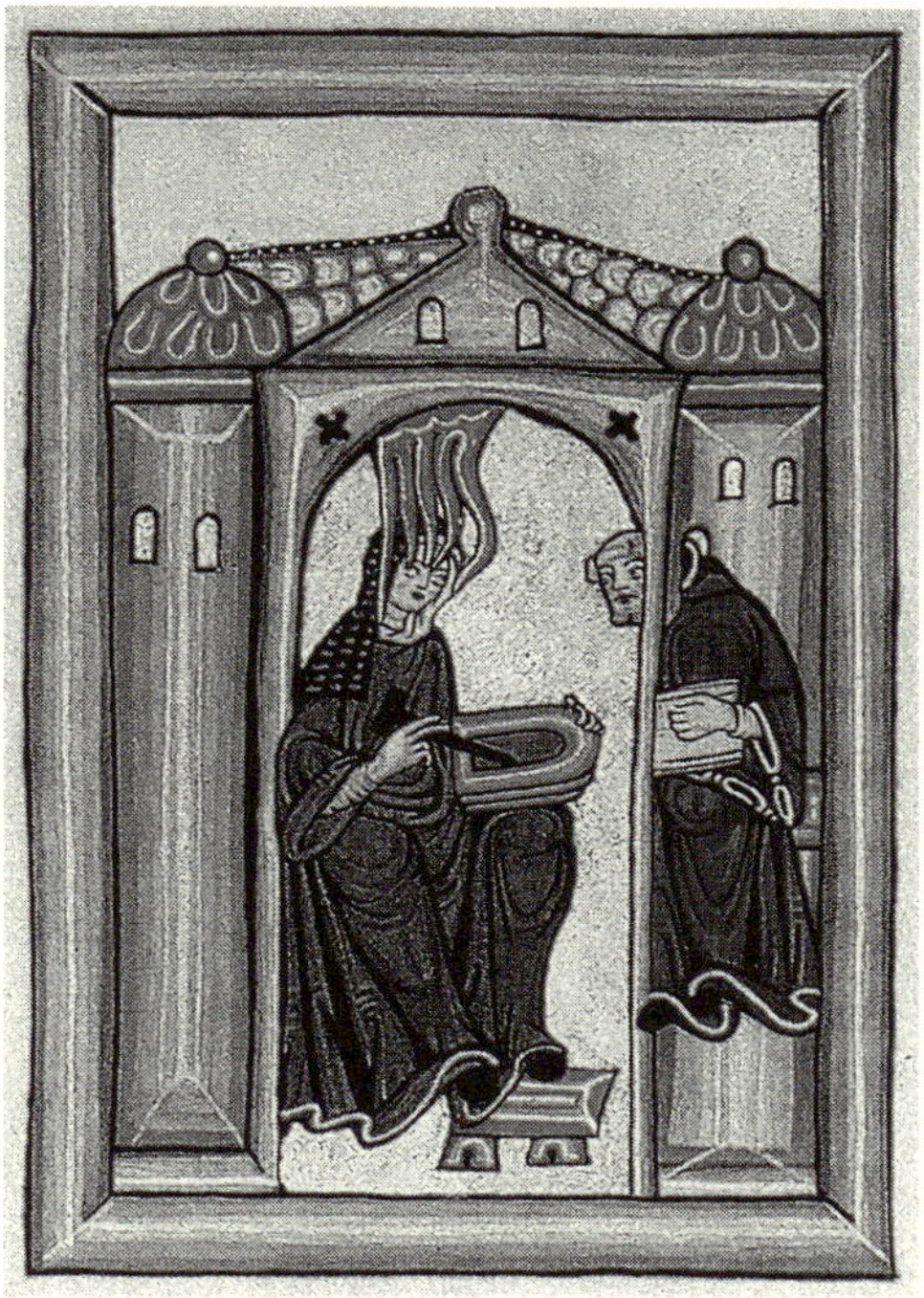
▶図8：聖霊を受けるヒルデガルト

古来、神性―男性性―家父長性の象徴であった頭は、脳の容器という点にこそ重点が置かれていたのであろうが、ヒルデガルトの目から見れば、おそらく風景は一変していたはずである。ヒルデガルトにとっての頭蓋とは、胎児を孕んで開く骨盤とまったく同じように、女性性―母性の隠された聖域ではなかったのだろうか。先の図7において、青年の頭頂は子宮のように開いて父なる神の姿を現している。そして図8のヒルデガルトが預言の聖霊を受ける場面は、天から降り注ぐ赤い炎が彼女の頭部に注がれる様を描いており、それはヒルデガルトの「知」が聖霊の「孕み」であることを強く示唆していないだろうか。女の頭蓋は孕む。それが「知る」ということの意味である。

Ⅳ　胃という世界

▼胃という謎

『病因と治療』の中で、臓器としての胃について触れた個所はそう多くない。

「胃は人間の体にあって食物を受容する容器である。」（「人間の内部」116P）

たしかに胃は食物を受容する袋である。これはそのまま素直に受け取っていい箇所であろう。だが次の一句はどうだろうか。

「世界に棲み暮らす他の被造物は胃のようなもの、地球は心臓のようなもの。」（「天空のハーモニー」71P）

これはBOOKI「天空のハーモニー」という小見出しのついた箇所の表現で、その冒頭は「天空は回転するに伴って、石臼や荷車のような一種独特の不思議な音を発している。だが天空はきわめて高く広大なため、人はその音を聞くことができない」という、透明で神秘的な記述から始まっている。

ヒルデガルトが身体を説明する時、宇宙や世界との対比で語られることが多いのは先に触れた通りだが、それにしても「世界に住み暮らす他の被造物は胃のようなもの」とはどういう意味か。この比喩表現は、主語を入れ替え「胃は世界に住み暮らす他の被造物のようなもの」とすることができるのだろうか。それにしても、これはいったいどういう意味か。これだけではにわかには理解しがたいのだが、『神の御業の書』には、胃に関する次のような記述がある。

「胃は腹の中にある。食べものは胃に送られ、胃から出る。内臓に満ちた袋のように、胃は世界――被造物が発芽や成長の間中は満たし、死とともに空になってゆく世界――を受容する力を表す。」（『神の御業の書』第一部第四の幻視）

▼受容する力

「世界を受容する力」（capacitatem mundi）とは「宇宙の能力」と訳すこともできるのだろう。『ビンゲンのヒルデガルト』の中でシッペルゲスは「宇宙の能力」という訳語を当てているが、「胃は世界の受容力を表す」あるいは「胃は宇宙の能力を表す」とはいったい、いかなる意味か。ヒルデガルトは次のように続けている。

「胃にとって空っぽになるのは有益ではない。それは多様な被造物がいなければ世界を受容する力［宇宙の能力］が無用になるのと同じである。」

ここでも比喩表現が用いられているが、胃が空になるとは、胃のもつ「多様な被造物を受容する力」を無用にすることに等しいと理解していいのだろう。闇が光を知るためにあるように、空腹は満たされることの意味を知る。すなわち神が胃に与えた受容力とは、裏返せばその受容を満たす被造物の豊饒を意味する。こうして胃は被造物が発芽や成長の間中は満ち、死とともに空になってゆく、潮の満ち干のようなこの世界の全体を受容する力ということを意味しているのではないか。

「食物摂取の行為において人間は日々新たにすべての被造物と肉体的な、きわめて具体的な交わりを取り結ぶ。」（同上　第四の幻視―105）

ヒルデガルトにとって「食べる」とは、諸物を人間の内に摂り込む、きわめて具体的な行為であり、それを司る胃は、その宇宙論的な身体の中心に位置する臓器ということになる。すなわち胃とは、食物という形をした被造物の一々に宿った内的な諸力——獣や魚、鳥、草や花や樹木の内に神が造り込まれた「精妙なる自然的本性」を探り当て、摂取し、自らの身体へと再合成してゆく器官なのである。

被造物に秘められたこの自然的本性を感じ取り、選び取る主体的な感受性の根拠となるのは、「人間は天地と一切の生きとし生けるものすべてを自身の内にもつ」という人間観である。人間とは全被造物の要約体であり、それは遠く母なる海に連なる記憶をもつだけでなく、その記憶の元素的な根拠を身体の内に秘めているということを意味する。人間の内にある全被造物に通じる構成要素が、被造物の内にある同一の構成要素に感応し、それを「食べもの」として摂取する。こうして胃とは、食物という形をした全被造物、すなわち宇宙全体との交歓の場であるとヒルデガルトはいっているのだろう。

ヒルデガルトにとっては人間＝宇宙であり、このイコールの結び目で働く器官こそ、胃ということになる。胃において、外なる宇宙は内なる世界へと血肉化＝身体化されてゆくのだ。

胃のこの働きの主語はもちろん魂である。すなわち胃における「消化」とは、魂が食物という形の被造物の本性を探りあて、自らの内の同一性と取り結ぶ魂の働きを意味する。こうして「魂は命の食べものによって元気づけられ、永遠の家へと昇ってゆく」。（同上　第四の幻視－71）

食べものを食べるという、いっけん単純にみえるこの行為の奥に秘められた、人間が生きるということの神秘。胃が働き、食べられることへの瞠目すべき喜びと感謝は、ヒルデガルトの中にあっては、男女の交わりの感覚に似て、一種の恍惚感を伴っているもののように思われる。子を産むという経験をもたないビンゲンの一修道女にとって、胃を通した全被造物との交りは、宇宙をその身に孕むという、むせかえるような充足感に近いものがあったのではないか。食べることは孕むことである。食べものを通して、その一々の精妙なる本性を通して、神が被造物を造られた意味、すなわち創造の意味を、噛みしめ噛みしめ、知っていくのではないのだろうか。

▼ペテロの幻

胃と全被造物との交わりを述べたこの話の背景には、新約聖書『使徒言行録』に記載されているペテロの見た幻の光景があるように私には思われる。ペテロの幻とは次のような話である。

宣教旅行の途次、空腹をおぼえたペテロは、なにかを食べたいと思った。するとその時天が開き、四隅を吊るされた大きな布の入れものが天から下りてきた。その入れものの中には、あらゆる獣や地を這うもの、空の鳥が入っており、そして天からの声がした。

「ペテロよ、これらを屠って食べなさい。」

ペテロはユダヤ教徒として育っている。彼はあわてて返事を返した。

「主よ、とんでもないことです。清くないものを、私は一度たりとも口にしたことはありません。」

すると主の声が答えていった。

「神が清めたものを、清くないなどと、お前がいってはならない。」

＊

ペテロのこの慌てぶりの背景には、ユダヤ教の食を巡るおびただしい禁忌があると思われる。それは清浄と不浄の厳格な規定に貫かれた旧約聖書中の聖性法典『レビ記』に詳しい。例えば「地上のあらゆる動物のうちで、食べてよい生きものは、ヒヅメが分かれ、完全に割れており、しかも反芻するものである」という規定があり、ブタやラクダ、ノウサギなどを食べてはならない。また魚にしても、ヒレやウロコのないものは食べてはならないのだ。こうした禁忌は鳥類や爬虫類、昆虫などのすべてに及んでいるが、ヒルデガルト『病因と治療』の中に、こうした戒律としての「食の禁忌」は存在しない。

通常、修道院生活では避けている動物食も、ヒルデガルトは体力の衰えている病者や老人にはむしろ養生食として薦めているくらいである。その基礎にあるのは「世界がすべてを孕んでいるように、私たち人間は他のすべての被造物を、それらが造られた元素への変換を通して吸収する」という考え方であろう。私たち人間の体には他のすべての被造物を構成する要素が含まれており、だからこそ人間だけが全被造物を食物として摂ることが可能なのだ。例えばイヌの場合、イカを食べると神経系を犯され、時には重篤になる場合すらあるように、人間以外の動物は特定の食べものに対する親和性と非親和性とをもっている。人間だけがあらゆる食べものに開かれているのは、おそらく人間だけが、火を使用しうる唯一の存在として、火を含む四元素のバランスに恵まれているからではないのだろうか。

ヒルデガルトにみる食の禁忌からの解放は、神がペテロに示した幻視によって安定した視座を確保しえたと考えていいのだろう。人間はあらゆるものを食べるということにおいて、全被造物に開かれた存在である。

▼洗礼者ヨハネの胃

胃に関連して、『神の御業の書』の中には不思議な記載がある。それは洗礼者ヨハネについてである。イエスに洗礼を授けた人ヨハネは、荒野に留まり、イナゴと野蜜のみを食べて生きていた。ヨハネはなぜこれらのものだけで生きることができたのか。この疑問はヒルデガルトの中では、なぜか意表を突くようにして、ヨハネの胃と結びついている。

ヨハネの父ザカリア、母エリザベトはともに年老いており、子をもうける力をすでに欠いていた。だがある日天使のお告げがあり、子を授けられたのだった。それはイエス誕生の半年前のこと、洗礼者ヨハネの誕生である。

ヒルデガルトはいっている。

「すでに乾ききっていた両親の体を、緑なす力に変えたのは神の御言葉の中の、火の力である。それゆえこの両親から生まれたヨハネの胃は、罪の中に生まれた通常の人間とは違い、困難な環境においても行動することができたのである。」（第四の幻視－１０５）

イナゴと野蜜だけで体を維持しうるという、ヨハネにおいて現われたこの驚くべき事実は、明らかに胃によって行われたことである。（ちなみに先に触れた『レビ記』ではイナゴは「食べてよいもの」に属している。）

人は被造物の力を必要とするので、胃はその精妙なる液汁（succus）から栄養を引き出し、それを元素に分解して吸収し、自らの肉体として再組成する。これが神の定められた自然の道であったはずである。だが通常の罪から自由であったヨハネは、荒野での孤独な生活にもかかわらず、神秘的な方法で生き延びることができた。それはヨハネが直接、元素の下に送り込まれ、元素によって直接に養われたからであると。この記述は、復活後の体を考える上で重要な示唆に富んでいるように思われるが、果たしてどうであろうか。

▼三木成夫と胃

胃が全宇宙と交わる交点にあるなどという人はヒルデガルトをおいてはいないと思っていたのだが、実は三木成夫が同じようなことをいっていることに、今はちょっと驚いている。三木は胃の内臓感覚と宇宙的な要素との連動ということについて、『内臓とこころ』の中で次のように述べている。
「胃袋は空になれば自動的に蠕動が起こって食物を催促するかというとそうではなく、胃袋の働きにはなにか『わが道を行く』というところがある。胃袋は朝・昼・夜とか春夏秋冬などといった大きな宇宙的な要素、つまり我々の所属する太陽系の、天体相互の運行法則にきちんと従って動いている。胃袋というものは体とともに眠ったり起きたりしている。胃袋そのものが太陽系の一員であり、太陽系の運行にいわば共鳴している。胃は肺とともに外界に直面した器官である。食欲というひとつの内臓感覚をとって見ても、胃の内外の出来事だけで起きるのではなく、なにか遠い彼方と結ばれた不思議な側面がある。」

外界に開かれた器官である胃は、胃の内外の事情だけでなく、遠く宇宙と結ばれた不思議な側面があるという三木の感受性は、解剖医というよりはむしろ詩人のそれに近いが、こうして二十世紀に垣間見た胃の不思議は、十二世紀の修道女ヒルデガルトの先見の光に導かれてゆくのではないだろうか。

先に見た脾臓が原罪の記憶装置であり、全宇宙の要約体である人間身体のさらなる要約体が心臓であるとするなら、宇宙の交点に立つ人間の中で、胃は宇宙との交歓の場であるということができるのではないか。

V 肝臓──偉大なる敗者

▼獣性の座

「黒々とした肝臓は夜空を宿す」といったのは神話学の権威カール・ケレーニイであったか。艶やかな肝臓の表面に満天の星々を見、宇宙を感じ取る古代人の心象は、おそらく、現代の私たちの自我よりもはるかに曠大であったということだろう。

動物の肝臓、とくに羊の肝臓を用いた占いはメソポタミアに始まり、古代ローマにまで浸透したといわれる。肝臓を十二の区分に分け、その表面の様相を観察して未来を占うのは、肝臓が感情の座であると考えられていたからであろうと、比較言語学の風間喜代三は『印欧語の肝臓』の中で述べている。

風間によれば、例えばギリシャ古典――アイスキュロスの『アガメムノン』では、心の奥底の悲しみや喜びを表す時に、「肝臓」という語が、心臓に等しい形で用いられているという。この語感は琉球語の「肝苦《ちむぐり》さ」を風吹くように想起させるが、肝臓は感情を表す臓器であるというこの見識は、ヒルデガルトのそれに通ずる部分がある。これはのちに触れよう。

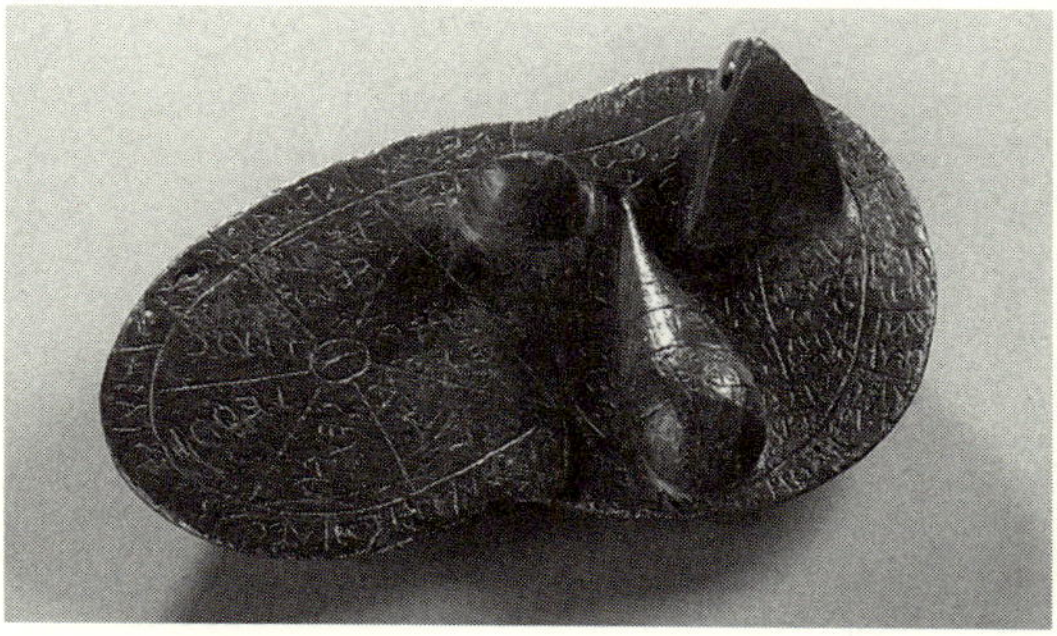

▶図9：「肝臓占い」

*

プラトンの三分霊説に従えば、肝臓は強い欲望の霊が支配する「獣性の座」であったが、この肝臓が占いに用いられる予見性の根拠を、彼は肝臓の獣性そのものの中に見ている。

「神は予見の働きを、睡眠中や病中など正常な知力を欠いた状態で与えられるが、肝臓は言論や知力とは無縁な臓器であり」、こうして肝臓のもつ獣性こそは、その予見性の根拠であるとプラトンはいう。そしてこの予見性は、犠牲となる動物が生きている間にこそ明瞭な徴を顕すのだと、血の匂い漂う言葉で綴られている。(『ティマイオス』)

肝臓占いは、肝臓のもつ「原初的生命力」――それをプラトンは「獣性」と呼び、ガレノスは「自然の霊」と呼んだ――の発揮する予見性に依拠してきたのだが、中世キリスト教社会における肝臓の相対的位置の転落は、肝臓のこの「獣性」に対する抑圧と異教的占卜の禁止に依っているといえようか。例えば十一世紀初頭に出されたブルヒャルトの「贖罪規定書」には「占卜を行わせ、呪文を唱えたものは二年間の贖罪」という記述がはっきりとあるが、ヒルデガルトの時代、依然として残るゲルマン的な俗信や血縁的・氏族的共同体をキリスト教化し、「文明化」しようとする過程での強制力であった。（阿部謹也『西洋中世の罪と罰』）

＊

旧約聖書『トビト記』には魚の肝臓を魔除けとして使う話が登場するが、呪術――あるいはゲルマン的土俗性の駆逐という大事業に対し、その責任の一端を負うであろうヒルデガルトは、この肝臓に予見能力や呪詛力を認めず、もっぱら治療用として起用している。例えば子を孕んだことのないメスヤギの肝臓は男の精子を強め、あるいはクジラの肝臓の黒焼きは、それを携帯すれば健康を維持するといった具合である。だがその効能に、どこか呪詛的な残り香があるのを感じるのは私だけだろうか。（「男の不妊」３１１Ｐ）

▼**偉大なる敗者**

先に「Ⅱ　心臓は命」「Ⅲ　脳と頭」の項で触れたように、ヒルデガルトの時代、心臓は霊魂の座をめぐる脳との争いでは勝者であったが、その一方で敗者もいた。それが肝臓である。歴史家ル・ゴフはこの時代の肝臓を「偉大なる敗者」と呼んでいる。

肝臓について、プラトンは先に触れたように「強い欲望の霊魂の座」であるといい、ガレノスは「植物にも存在するような種類の自然の霊（精気／生気）の座」であるとした。そしてヒルデガルトもまた影響を受けたといわれる中世初期の神学者セビリアのイシドルスは「肝臓は現世欲の座である」といっている。これが古代から中世まで続いた肝臓という臓器の、いわば正史であった。ではヒルデガルトはどうか。

「肝臓は心臓や肺、胃がその液汁を注ぎ込む器のようなもので、肝臓は体のあらゆる部分にその液汁を注ぎ返す。」(「器としての肝臓」197P)

「肝臓とは液汁の器である」と、いわば淡々と語るヒルデガルトのこの言葉には、プラトンやガレノスのように、肝臓に固有の霊魂の座を与えるという気配はない。

「肝臓は栄養の『たまり』、臓器発生的には腸の『憩室』である」と直截に語る三木成夫の口辺は、おそらくヒルデガルトのこの見立てに同意して、ほくそ笑んでいるのではないだろうか。三木はいう。

「ホヤは水とともに、ミミズは土とともに微小な有機物を休むことなく食べ続けることで生命を維持するが、肝臓という臓器は『食べ続ける』ことからの解放を意味する。」(三木成夫『生命形態の自然誌』)

肝臓という臓器は、生きている限りは食べ続けねばならないという、ホヤやミミズの煉獄のような苦しみから私たちを救ったのだ。腸管上皮から吸収された栄養物は門静脈を介して肝臓に入り、ここでいったん貯蔵されてのち、必要に応じて全身に運ばれるというのが現代医学の肝機能論であるが、それはヒルデガルトの肝臓論と完全に一致する。

肝臓は「たまり」である。かくして十二世紀のヒルデガルトにおいて、肝臓は霊魂の玉座から降り、偉大なる敗者として沈黙のうちに労働する身となった。霊魂は鎮座せず、たえず体を駆け巡るからである。

▼肝臓と感情

では肝臓は単なる「液汁の器」であるのか、というとそうではない。ヒルデガルトは「知識は心臓に属し、

感情は肝臓に属する」ともいっている。（「人間の内部」116P）
　これはどういう意味だろうか。
　ヒルデガルトにとって「感情」とは何を指すのか。それを知る上で、「悲しみと怒り」という小見出しのついた次の一文は味わい深い。
「人の魂は自分や自分の体に逆らうものを感じ取ると、心臓や肝臓、そして血管を収縮させる。そして心臓の周りには霧のようなものが立ち昇り、心臓を曇らせ、こうして人は悲しくなる。悲しみののちに怒りが生まれる。悲しみの原因となるものを見たり、聞いたり、認識したりすると、その人の心臓を覆っていた悲しみの霧は、すべての体液の中や胆嚢の周りに温かい蒸気を生み出す。この蒸気が胆汁をかき立て、こうして胆汁の苦みから怒りが静かに生まれてくる。」（「悲しみと怒り」262P）
　ここは魂・臓器・体液・感情の関係がきわめて有機的に語られている個所なので、順を追って丁寧に見ておきたい。

（1）まず魂が魂自身や体に不快を感じる。ここに「不快」とは、「魂と体の自然な働きに逆らうもの」という意味である。この不快の掴み方はプラトンと同じであろう。

（2）すると心臓や肝臓、血管が収縮する。「収縮」とは「緩む」「開放される」ことの反対で、「緊張して身構えること」。「収縮」と「弛緩」は物質運動の基本であるが、精神においても同じことがいえる。

（3）この収縮から心臓の周りに霧のようなものが立ち昇り、こうして「悲しみ」が生まれる。「霧」や「蒸気」という語はヒルデガルトの心身表現には頻出するが、それは体液ほどの液体性をもたず、むしろ気体に近いものとして、体のある部位や範囲を覆うもののように描かれている。この語は魂の状態についても適用され、例えば現代医学では統合失調とされるような患者の魂の状態を「黒い霧に覆われている」と表現している個所もある。

（4）心臓の悲しみの霧は胆汁をかきたて、胆汁の苦みから怒りが生まれる。胆汁とは肝臓から出る体液であり、胆嚢に貯留されている。

この記述を「感情」の側面にだけに絞って単純化すると、「心臓の悲しみから肝臓の怒りが生まれる」ということになる。

どうやらヒルデガルトのいう感情は、私たちが通常想定する脳の働きとその表れということではない。ではヒルデガルトのいう怒り、そして悲しみとはどのようなものか。

「彼（アダム）の魂は自らに悲しみを引き寄せ、怒りの内に罪の責めから逃れる道を探し求めたのであった。怒りは悲しみから生まれる。」（「胆汁とアダムの罰」２６１Ｐ）

ここにいうアダムの怒りとは、罪の責め苦から逃れようとするベクトルをもった心の働きであるが、その怒りのエネルギーの根源には、自らの罪によって失ったものへの悲しみがあるということである。

「アダムが神に背いた時、罪を知らない者の輝きは彼の中で消え失せ、かつて天上のものを見ることのできた彼の視力は失われた。」（同上）

アダムの悲しみとは、天上を見る視力を失った者の悲しみであり、天上的な命の喜びや地上的な慰めをも疑念で覆う者の、絶望と呼ぶにふさわしい悲しみであることがわかる。

そしてアダムの怒りとは、この罪の責め苦から逃れようとする心の抗いのことである。この時、人の魂は、怒りを根源的な悲しみへと導くべく、怒りに寄り添い、じっと凝視し続けているのだと、ヒルデガルトはいっているのだろう。

自らの力に頼るのでなく、魂のこの働きを信頼することができれば、怒りは人の始源に至る道である。救いとはこの魂の働きを信じること以外にない。こうしてヒルデガルトは、怒りだけでなく喜びのメカニズムも同じように説き明かす。

「魂は自らの本性に抗うものがなければ、心臓は花開くように喜びを解き放ち、肝臓はその喜びを自らの内に納める。」（「喜びと笑い」２６６Ｐ）

喜びや悲しみという感情の震源は心臓にある。この波打つ心臓の鼓動を伝えるのは体液、あるいは霧状のものであり、それを受けて怒りや喜びを発し、それを蓄える臓器こそが肝臓ということになる。肝臓は怒りだけでなく、喜びをも蓄える「たまり」なのである。

＊

心臓が花開くように喜び、肝臓がその喜びを蓄える時、魂はそれを「甘い」と感じる。

ヒルデガルトのいう「甘い」とは魂の喜び、魂の快感のことである。

琉球民俗学の仲松弥秀は『神と村』の中で次のように述べている。沖縄首里城には三つの門がある。そのうち正《じょう》門はアマエ門と呼ばれる。このアマエとは「甘え」のことである。

「神と人間たちとが、座を一つに喜び合うこと」をアマエといい、それゆえこの門は別名『歓会門』と呼ばれる」と。（仲松弥秀『神と村』）

アマエとは、神とともにある人の魂の状態をいうのだと、ヒルデガルトもひそやかに同意するであろう。

第7話

気質について

Ⅰ　気質とは何か

▼ニールセンの交響曲第二番

デンマークの作曲家カール・ニールセンに「四つの気質」（The Four Temperaments）と題された交響曲がある。

三六歳の時、妻と友人とともに立ち寄った村の居酒屋の壁にかけられていた一枚の絵――それは「四つの気質」を寓意的に描いた水彩画であったといわれる――に着想を得て書きあげられたこの曲は、第一楽章「アレグロ・コレリーコ」（胆汁質）、第二楽章「アレグロ・コモド・エ・フレマチコ」（粘液質）、第三楽章「アンダンテ・マリンコーリコ」（メランコリア気質）、第四楽章「アレグロ・サングイネオ」（多血質）という構成になっている。

ニールセンはこの交響曲第二番の制作に当たり、詳細なプログラム・ノートを残しているが、それによると、例えば第一楽章「胆汁質」の男は「長い剣をもって馬にまたがり、その剣で荒々しく虚空を切り裂いている。彼の目は今にも飛び出さんばかりに怒張し、その顔は怒りと憎しみに満ちている」とスケッチしている。「怒りと憎しみ」は胆汁質の一般的な特色であるが、主題部はクラリネットが担当し、最後はファンファーレが高らかに鳴らされる。

第二楽章「粘液質」の男のモデルは「十七、八歳で目はブルー、自信に満ちた大柄な少年で、優しく気立てのいい未亡人の母に育てられたこの若者は誰からも愛されていた。彼は鳥の歌声や風の音を愛する牧歌的で天国的な性格で、人に敵意を抱くということがない」という風に描かれており、穏やかなワルツのリズムが使われている。

第三楽章「メランコリア気質」は、「陰気で憂鬱な性格であり、強い苦悩や悲嘆の叫びを上げる男」として描かれる。導入部からいかにも憂うつげで物悲しく、ヴァイオリンとホルンのすすり泣くような苦悩の内に終わっていく。

第四楽章「多血質」は「全世界が自分のものと信じ、唐揚げにされた鳥が口に飛び込んでくると信じている男」がモデルであり、最後の行進曲は「喜びにあふれた快活な性格」を表していると、自らノートにしたためている。

▼四つの気質

ヒポクラテスに代表されるギリシャ以来の体液病理説でいわれる四気質とは、支配的な元性（温・冷・乾・湿）とそれに対応する体液との関係で捉えられたもので、四体液——「血液・粘液・黄色胆汁・黒色胆汁」に準拠して、四気質——「多血質」「粘液質」「胆汁質」「メランコリア気質（鬱気質）」と言い慣わされてきたものであり、主要には性格の特性として掴まれている。

すなわち、胆汁質は温・乾の導く黄色胆汁が支配的な気質で、その性格は短気で怒りっぽく気難しいが活動的であり野心家でもある。

粘液気質は冷・湿の導く粘液が支配的な気質であり、おだやかだが無気力で臆病な性格、メランコリア（鬱）気質は冷・乾の導く黒色胆汁が支配的な気質で、思索的だが神経質で心配性、利己的な面が強いといわれている。多血質は温・湿の導く血液が支配的な気質で、性格は社交的で楽天的だが気が変わりやすく好色であるとされている。これが巷に一般的な四気質論の特徴である。

ニールセンの描く四気質は、陽の影のように移ろう気質のゆらぎと、一見相反するかのように見える感情の振幅を、音楽という時間性の中でよく捉えているという印象を強くもつが、解釈自体は伝統的で常識的な域に収まっているといってよいのではないだろうか。

だが今、ここに扱うヒルデガルトの気質論は、女子修道院長のオリジナルな見立て、ラインの巫女の奇想に属している。

▼ヒルデガルト気質論の特徴

ここで思い出してほしいのだが、ヒルデガルトが「体液」という時、それはヒポクラテス以来に伝統的な血液・粘液・黄色胆汁・黒色胆汁の「四体液」を指すのではなく「粘液」のことを指しており、したがってヒルデガルトのいう四体液とは「粘液の四類型」のことであるという前提が、まずある。（第3話「体液という運動」の項参照）
それゆえヒルデガルトが「多血質」「粘液質」「胆汁質」「鬱気質」という伝統的な用語を用いて気質に説き及ぶ時、それはおのずと、四元性、あるいは四体液との関係で語られてきた従来のものとは異質なものであるということに留意しておく必要がある。

すでにお気づきのように、ニールセンの描く気質のすべては「男性」によって代表されている。たしかにそれは古代ギリシャ以来の気質論に伝統的な「男社会」の慣いであろうが、ヒルデガルトの気質論には、まず男女の性別がはっきりと存在する。一つの気質について、男女でまったく異質のものもあれば、多くの共通点をもつものもあるのだが、以下、男女の気質を識別する基準から見てゆこう。

▼男の気質

女子修道院長は、男のどこを観察していたのか。ヒルデガルトが男の気質を語る時、最初に着目するのは脳の密度である。では脳の密度なるものは、どこでどうやってわかるのか。ヒルデガルトは男の首から頭に至る血管の状態をじっと観察していたのだ。その部位の血管が細いか、太いか、あるいは赤いかなどの状態により、脳の密度や脳の温かさを判定していたということらしい。血管の状態は微に入り細に入って描写されているのだが、血液状態の判断は、多血質だけにとどまらず、男女ともに全気質の決定に重要な要素となっている。その最終的な判定は、おそらく瀉血による目視であったろうと推測されるが、脳の密度とは、いいかえれば血液状態の判定ということになる。これは女性の気質分析にはない、男性だけの判定要素である。ちなみに女性の場合、男性の脳に代わるものとして骨の観察が挙げられている。

男性において次にくるのは目の観察である。これも女性にはない要素だが、ヒルデガルトにとって目は魂の状態を端的に表わす身体部位であり、例えば死の兆候を判定する場合、もっとも重要な観察対象として目の状態が挙げられている。

次いで筋肉や髄の状態から胸の厚さなど、体格と体質に言及してゆくが、髄の状態をどのようにして観察したのかという点は容易には推測しがたい。この点はのちに少し触れよう。

そして男の気質の判定にとってもっとも重要な点は、性欲や性癖、性衝動の度合いである。通常の気質論では「性格」が中心となるが、ヒルデガルトの場合、性格というよりはむしろ性欲・性衝動・性癖の側面に重点が置かれている。この点がヒルデガルト気質論の大きな特徴といえよう。そのためには男の睾丸の中に吹く風の性質（火・風・メランコリアの蒸気）が説かれる必要があるが、この困難な個所を女子修道院長がどのようにして観察したのか、それはおそらく巫女の神秘に属する。

▼女の気質

ヒルデガルトが女性と向き合った時、その目はまずどこに注がれていたのだろうか。女性の場合、気質判定の第一の要素として挙げられるのは、脳ではなく骨と血管である。つまり男性の場合は首であったが、女性の場合は骨と血管を観察していたということである。たしかに観察すべき女性が修道女である場合、その襟首は白いカラーで覆われているから、首を見ることは困難だったという事情があるかもしれない。ヒルデガルトは女性の血管の状態を注視していた。愛欲の奔流がエヴァの血管を開かせたように、男に体を開いた女の血管は緩んでいるとヒルデガルトはいっているのだ。（「なぜ月経はあるのか」２０３P）

こうして女性の血管の太さは、受胎能力を判断する重要な要素であり、太ければ妊娠しやすい傾向にある。だがそれは子宮の健康状態と合わせて検討されねばならない。さらには顔色や肌の色、あるいは肉づきによって血の状態―血行が観察されてゆく。さらにまた、それはおそらく問診によるものであろう、月経の状態や閉経の時期などが説かれてゆくが、これらは総じて、多産か否かを含めた受胎能力の判定と、貞潔を守りうる気質かどうか、あるいは結婚した方が健康か、独身の方が健康かという点を巡る判定要素であったように思われる。これらのことは、修道志願者が生涯その貞潔を守り通せるかどうかを判断する上で、女子修道院長としては避けて通れない職務上の目利きポイントだったのではないだろうか。

以下、四気質の特性を、ヒルデガルトに従い男女別に見てゆく。ここではその順序とタイトルは、ニールセンの交響曲に合わせよう。

II　ヒルデガルトの四気質

▼胆汁質（アレグロ・コレリーコ）

■男性の場合

「脳の覆いに栄養を送る外側の小さな血管が、時には赤くみえることがある。こうした男は男性的で、強く濃密な脳をもっている。厚くて丈夫な血管は、蝋のような色をしており、燃えるような血が流れている。胸は厚く、腕っぷしも強いが、あまり太っていない。彼らは用心深い性格だが、情欲を抑えることのできないタイプで、目に入った女には見境なく発情する。困ったことにこの男たちは、情欲のはけ口として動物に近づくことすらある。彼らは欲望と性欲の苦悩にいつも苛まれている。これが『多産の職人』と呼ばれる男性的なタイプの男の姿である。この男たちは、女と交わっていさえすれば健康だが、そうでないと、たちまち体の内部が萎れてしまう。」（「男性的で胆汁質の男」１５９P）

したがってこの「多産の職人」たちは、結婚して身を治めた方が良いということである。

■女性の場合

「この気質の女性は肉づきは悪いが骨は太く、適当な太さの血管をしている。濃く赤い血をもつが青白い顔をしていて、分別もあり親切である。だが自分の方から男を従わせようとしたり、誘惑するようなことはない。経血の量は多い方で、子宮も丈夫なので多産である。この女性たちは夫と結ばれると貞潔を守り、妻として貞節を守る。彼女たちは夫がいると肉体的には健康だが、夫がいないと体に痛みを訴えたり、虚弱になったりする。また肝臓に痛みを覚えたり、腫瘍や乳癌に罹ることがある。」（「胆汁質の女」１８２Ｐ）

つまり胆汁質の女性も、胆汁質の男性同様に結婚した方が良いということであろう。ここで骨格のことが語られているが、ヒルデガルトにとって骨は髄が造るものであり、その髄は体全体の支柱、その強さは心臓に匹敵すると考えられている。髄は情欲の走る経路でもあるが、骨の太さは髄の力を見るバロメーターとなる。ただしメランコリア気質の男性のように骨が太くても髄がほとんどないというケースもあるので、髄は一筋縄にはいかないところでもある。

▼粘液質（アレグロ・コモド・フレマティコ）

■男性の場合

「目は濁っていて皮膚は冴えず、死んだような色で、血管は太くて柔らかいが脆弱で、こめかみの血管は生命力に欠けている。肉づきはよいが、その肉は女のように柔らかく、髭はわずかである。彼らの脳は脂肪質で白く乾いている。精液は泡のように弱くて未熟であり、また早漏である。思考や会話は激しく辛らつだが、それは口先だけで行動を伴うものではない。身なりは奇抜だが行動は凡庸である。この男たちの陰部に吹く風は火の量に乏しいため、睾丸は弱々しく、強い勃起力をもたない。彼らは男女どちらとも暮らすことができ、親密な性愛関係を結ぶこともできる。彼らが体の弱い女性を好むのは、弱い女性は子どものようなものだからである。」（「粘液質の男」１６５Ｐ）

少々辛辣にすぎる表現のようにも思うが、不可解な言葉がそれに続いている。
「彼らの体内にはアダムとエヴァが肉体的な性愛を通して生まれたのではないという原初の創造のありかたを暗示するものが秘められており、それゆえこの男たちは生殖力に欠けるのである。」（同上）
これはいったいどういう意味なのだろうか。性をめぐるヒルデガルトの記述には謎が多いが、これは両性具有を意味しているのだろうか。
ヒルデガルトと同時代、十二世紀の聖書挿し絵の中にはアダムとエヴァの下半身が一体化した人体が描かれたものもあるが、これを人祖の両性具有性を表すものとしてヒルデガルトの記述に結びつけることには慎重を期すべきものと思われる。

■女性の場合

「粘液質の女性は血管が太くてあまり太らない。血は健康な部類だがわずかに毒を含んでいて白っぽく見える。この女たちの肌は浅黒く、いかつい顔をしているが溌溂としていて有能である。経血の量は適量、血管が太いので多産質であり、妊娠しやすい。子宮その他の内臓は健全である。生命力が強いので少々男っぽく、顎にうっすら産毛が生えていたりする。このタイプの女性は男性を魅惑して自分に従わせる傾向があるが、男たちもこうした女を好む。彼女たちは男を避けようと思えば避けることもできるが、男との交わりがなくなると気難しくなり、態度がとげとげしくなる。自然な年齢より早く閉経すると、精神錯乱に陥ったり、脾臓の疾患や水腫症を患ったりする。また肉腫が慢性化する傾向にある。」（「粘液質の女」181P）
ここに粘液質の女性は「生命力が強く、男っぽい」となっているが、この気質は粘液質の男性とはまったく逆のものである。血管が太いのは男性の場合と同じだが、女性の場合、それは多産質であることの証である。

▼メランコリア気質（アンダンテ・マリンコーリコ）

■男性の場合

「この男たちには黒く濃い血が流れており、そのため顔色は黒ずんでいて目は火のようで蛇に似ている。丈夫で堅い血管をもつが、脳の覆いと脳の血管は乱れており、その脳は脂肪質である。厚く堅い肉と髄のほとんどない太い骨をもっているが、その髄は非常に激しく燃えるため、女に対しては獣や蛇のように自制心がない。この性欲を抑えてしまうと精神を病んだり、狂人となることもある。彼らは無情で欲深く、愛情のこもった親切心や献身などは存在しない。彼らの睾丸に吹く歓びの風は抑制を欠いており、しかも突然やってくる。この風はひどく乱暴に陰茎を奮い立たせ、開花すべき時には蛇のように狂おしく身をよじる。悪魔の唆しはこうした男の中で荒れ狂い、非常に親しい間柄であっても女性を殺す可能性すらある。だが手仕事については器用で、慎重な性格であり、働き者である。」（「メランコリア気質の男」163P）

現代医学において鬱病は性欲の減退を伴うと考えられているようだが、ヒルデガルトの鬱気質では逆の現われ方をしていて、むしろ攻撃的である。この気質の男の中にヒルデガルトは「殺意」さえ見ている。

■女性の場合

「この気質の女性は薄い肉、太い血管、通常サイズの骨、青っぽい血をもち、青黒い顔をしている。移り気で、考えは空疎であり、疲れやすく苦境に弱い。生まれつき無気力で、それゆえメランコリアに悩むことがある。経血の量の多さに苦しみ、子宮が弱く脆いため、妊娠はできない。夫がいるとかえって衰弱するため、夫がいない方が健康である。時たま肉の歓びを感じたとしてもすぐに醒めてしまう。自然な年齢より早く閉経すると、痛風に罹ったり、脚が腫れたり、黒色胆汁を誘発する精神の病を患うことがある。あるいは背中や腎臓が痛くなったり、突然体が腫れるようなこともある。神の救い、あるいは治療によって癒され、病から解放されない限り、こうした女性は早死するであろう。」（「メランコリア気質の女」183P）

「神の救いがない限り病から解放されることはない」とまでいわれるこの気質の女性は、それゆえに禁欲を求められる修道女には、あるいは高い適性を示すのかもしれない。

▼多血質（アレグロ・サングイネオ）

■男性の場合

「この気質の男性は分厚く滑らかな血管をもち、正しい赤色の血に満ち、快活な顔色をしている。温かい脳と脂肪質の体をしており、その目は美しく落ち着いている。性欲は火よりも風に近く、禁欲を守ることは可能である。風と火が二つの神殿［睾丸］に入ると、彼らの根［陰茎］は誇らかに開花する。この根の開花こそ、正しい性愛における『黄金の館』と呼ばれるものである。」（「多血質の男」162P）

性欲の健康な充実を「開花」に例えるヒルデガルトのこの描写は、太陽の明るさと力強さをもっている。彼らの行為には思いやりと節度があり、男性的というよりはむしろ女性的な気質で、優しく穏やかである。また真心をもって生殖のために女とともに過ごすこともできるが、女を避けることもできる。彼らは自制心に富み、苦痛に耐えるが、女性的な器用さを備えた賢明な分別をもっており、『賢明な恋人』と呼ばれる。

同じく「男性的な男」と表現される「胆汁質の男」は、女性に対して抑制のきかない支配的な男であったが、この多血質の男は肉体の面では男性的であっても、心には女性的な気質があるというこの記述は、ヒルデガルトの性というものの捉え方に深みを与えている。陰陽太極論でいう陽の中核には陰があり、陰の中核には陽があるように、ヒルデガルトにとって男性性というものはなく、また女性性だけの女性というものも存在しないということの理解は、すぐれて今日的な視点ではないだろうか。

■女性の場合

「生まれつき丸々としていて、柔らかく好ましい肉に細い血管、リンパのない正しい血をもつ女性がいる。血管が細いために、血管の中を流れる血よりも肉と混ざりあっている血の方が多いため、肉づきが増すのである。こうした女性は明るく白い顔をしていて、愛情に恵まれている。またかわいらしく、手先は器用である。」（「多血質の女」181P）

なお『女性的なるものの神学―ヒルデガルト・フォン・ビンゲン』の中で、バーバラ・ニューマンはこの箇所を「セックスをする時は優しく、いろいろな技芸に優れている」とし、「セックスの技芸」という意味に解している。

このタイプの女性は自制心が強く、月経も適量で、子宮の器は子を産めるように丈夫にできている。それゆえ妊娠する力をもっており、男の精液を受け取ることができるが、多産ではない。もし夫を持たず、子を産まないと、体を壊しやすい傾向にあるが、夫がいれば健康でいることができる。自然な年齢よりも早く閉経するとメランコリアに陥ったり、脇腹が痛くなったり、腫瘍になることもある。

ここにいう「リンパ」とは現代医学でいうリンパ液ではなく、「腐敗した体液」というほどの意味である。多血質の女性の血管は通常考えられるような太いものではなく、細いという点には注目する必要があるが、この女性たちもやはり結婚した方が幸せであるということであろう。

ここでは「手先の器用さ」についても触れられているが、それは「祈り、かつ働け」をモットーとするベネディクト修道会の中で特に重視された「手仕事」への適応性を判断する要素だったのかもしれない。ヒルデガルト気質論は四元素―四粘液に関連づけられたものではないと先に述べたが、それには唯一の例外があって、四粘液と技芸習熟の適性との関連を述べたものに「種々の精液」の項がある。以下、体液とは粘液のことを指す。

「乾いた体液、すなわち火が優勢な人は、技芸（artes：art）を学ぼうとする傾向が強い。このような人は、学んだ技芸をしっかりとよく覚えている。湿った体液、すなわち空気の優勢な人は、器用に技芸を学び取る傾向にあるが、その知識は長続きしない。彼らは学んだことをすぐに忘れてしまう。泡だった体液、すなわち水の性質がもっとも豊かな人は、すばやく技芸を学び取る傾向にあるが、十分に学ぼうとせず、分かっていないのに分かっていると思いこむふしがある。生ぬるい体液、すなわち土の性質の豊かな人は、技芸を修得することが困難である。苦労しながら、なにがしかの技芸を学んだとしても、土という気質的な硬さゆえに、覚え続けることができない。覚えていられないので、すぐにうんざりして学ぶことをやめ、また覚えたことも忘れてしまう。しかし大地に関連することや、世俗的なことがらについては、時として分別を示すことがある。」

（「種々の精液」158P）

ここでいう技芸とはもちろん、「手仕事」のことである。

＊

以上見てきたように、ヒルデガルトの観察眼は、対面する男女の顔色や血管、肉づき、脳や髄、骨格や目の状態に及んでいる。これらは東洋医学でいう「望診」にあたるのだろうが、外見の緻密な観察から、相手の性癖や性格、受胎・妊娠能力の可否や病名にまで及ぶ心身の傾向を概括するというのがヒルデガルト気質論の特徴である。これらの観察は体液［粘液］状態の判定とともに治療法の目安となったのであろうが、記述全般の焦点から窺われるのはむしろ、修道院長としての職務的な必要――端的には修道女・修道士・司祭への適性を識別するための指標ではなかったかと私は推測している。

ニールセンの交響曲が雉の啼き音と和して風となる里山の一室で、火のように鋭いヒルデガルトの眼差しを首筋に感じながら、さて私は何気質なのだろうかと、障子明りの夕暮れにふと思うのである。

第8話 男と女と愛と性

Ⅰ 男と女

▼時代の座標――エロイーズとアベラール

「私が求めたのは純粋にあなただけであって、あなたの財産などではありません。妻という呼び名であるよりは、いっそ私を愛人と呼んでください。私は結婚よりも愛を、束縛よりも自由を選んだのです。」（『アベラールとエロイーズ　愛の往復書簡』）

宣言するようなこの語り口は、現代小説の一場面ではない。ヒルデガルトと同時代――十二世紀に生きた女性エロイーズが、女子修道院の一室から、遠く離れた僧房にいる夫アベラールに宛てた手紙の一節である。この夫婦とヒルデガルトとの間に面識があったという記録はないが、実は両者には浅からぬ因縁がある。ヒルデガルトを世に出した恩人――当代きっての教会的権威クレルヴォーのベルナールによってアベラールは異端審問にかけられて処断、その潔白を証すべく徒歩でローマに赴く途次、病に倒れるという苦難の人生を生きた人であり、その夫婦である。

だがこの夫婦の悲劇はそれだけではなかった。死の二三年前、アベラール四十歳の夜、エロイーズの叔父の放った去勢師により睾丸を切り取られるという、男としては耐え難い屈辱をアベラールは経験したのだ。回復不能のこの災難を、アベラール自身は、かつてエロイーズと聖堂で交わったという事実への、神の正当な裁きであると受容するほかなかった。そう自らを説得する以外になかったのだ。子どもがありながら、彼はまずエロイーズを女子修道院に入れ、ついで自らも出家するという道を選んだ。肉の関係の根拠を断ち切られたことで、夫婦の協同生活をも断ち、神の下での兄妹関係へと、妻もろとも、いわば強制的に移行したのである。エロイーズが求めたように、たとえ肉の関係はなくても夫婦であり続けることは可能であったはずだが、それを拒否したアベラールの胸底には、性をめぐる、ある種の呪縛があったように私には思われる。アベラールは、求道の邪魔になるとして自ら去勢した聖書学者オリゲネスに言及しているが、オリゲネスを慰めとして受容しうる淵源には「醜い肉欲の快楽という泥沼から神は私を救い上げてくださった」というアベラールの肉体観が、間違いなくあったのではないか。

それはこの時代の常識に通底するもので、夫婦間においてすら生殖目的以外の性行為は罪であるとする呪縛、すなわち「性を汚辱とする呪縛」に、やはり囚われていたというほかない。阿部謹也はそれを「聖性の呪縛」と呼んだが、アベラールの判断は、古代教父以来、キリスト教世界を支配した呪縛——原罪の起源を、結果としての性衝動に同一視する神学に依り来たり、十二世紀にあってなお典型的な男の意識を、その哲学をもってしても超えることができなかったということではないのか。

だが女性であるエロイーズは、その呪縛からは自由であった。夫婦である自分たちへの神の「仕打ち」に正面切って不服を申し立てるエロイーズは、「いきり立って神に手向かった」とまで自ら記しているが、そこにはアベラールとは明確に異なる性への態度が、罪を犯す前のエヴァのように昂然とあったように思われる。

「あなたと分かち合った愛の歓びは、それは甘美なものでしたから、およそ記憶から消えることはありません。

眠っている時でさえ、あるいは清らかなお祈りを捧げねばならない厳かなミサのさなかでも、みだらな交歓の幻影が私の魂を襲うことがあります。」（同上）

エロイーズの告白は、哲学者である夫の理屈を寄せ付けないほどに率直である。「時には胸中の思いがうっかり体の動きとして出てしまったり、あらぬ言葉が不意に口をついて出てしまったりするのです。このうら若き年齢と、かつて味わったきわめつけの悦楽に火がつき、燃えたぎる情欲が、激しく肉体を燃え上がらせるのです。」（同上）

他人に読まれることを前提としたこの時代の手紙の中での、しかも修道女のこうした表現は、それ自体が時代と社会への反逆であったということもできるのだろうが、「妻と呼ばれるよりは、いっそ愛人と呼ばれたい」と言い切ったエロイーズの記したこの愛欲は、時代の許容範囲である「妻ゆえのもの」ではなく、妻や愛人という呼称を超えて、女の肉体というもののもつ性を、赤裸々に告白したものといってよいだろう。

たしかにエロイーズは『緋文字』の主人公ヘスタ・プリンのように「性は神聖なもの」とまで言い切ったわけではない。しかし肉体の欲求を「汚辱に満ちた罪」とは毛筋ほども感じておらず、愛の歓びは同時に肉の歓びを伴う自然性であるとみなしているが故に、堂々として嘘のない告白になっているのではないか。

このアベラールとエロイーズという夫婦の間に起きた「性愛の強制的な停止」という極限の災禍において、魂と肉体の――愛と性愛の葛藤は逆照射されることになる。魂と肉体との関係は、せんじ詰めれば魂と性欲との関係に行きつく。この肉体は生殖器と性欲をもっている。この紛うことなき事実から、「性欲は神の賜物」と言い切り、それを自然性として認めた上で愛を語るには、歴史はまだ長い時間を必要とした。アベラールとエロイーズをこの時代の苦悩を示す両極の座標とした場合、ヒルデガルトの立ち位置はいったいどのあたりにあるのだろうか。時として「フェミニストの旗手」と謳われるヒルデガルトの、性をめぐる実像はどのようなものであったか、そこに関心を絞って『病因と治療』を読み進めてゆきたい。

*

「恋愛は十二世紀の発明である」といったのは歴史家シャルル・セニョボスであったろうか。都市の成立に伴い、自立的な市民が登場するこの時代、「都市の空気は自由にする」と謳われたように、都市の自由な空気は男女の関係にも吹き込み、トルバドゥールの謳い上げる自由な恋愛、そして個人相互の意思に基づく結婚を可能とする時代の幕開けであった。先のエロイーズの文章は、この時代の空気の中に生きた一人の女性の、現代の女性と見まがうほどに突き抜けた、自立した意識の姿を示しているといえようか。

このエロイーズの生きた同時代にあって、八歳で修道院に入り、生涯、男女の関係を知ることのなかったヒルデガルトが、生身の男と女の関係をどのように見ていたのか。男女の性をめぐる、執拗なまでの記述に満ちた『病因と治療』の中にこのテーマを追ってゆきたいが、この問題に接近するには、その前提として、ヒルデガルトの網膜の上に焼き付いている一組の男女――アダムとエヴァの物語から始めねばならない。ヒルデガルトの性をめぐる記述の根底には「神はなぜ人を男と女に創られたのか」という、素朴で根源的な問いが渦巻いていると思うからである。

▼アダムとエヴァ――男と女

天地万物の創造を記した旧約聖書『創世記』には、二つの異なる創造史が併記されている。第一章では天地は第一日目の光の創出から始まり、第四日目に植物が、第五日目に動物が、そして第六日目に人が創造されるという時間順序になっている。その中で人の創造に関する記述はきわめて淡泊で、「神はご自分にかたどって人を創造された。男と女に創造された」とあるのみである。

この第一章の記述を第一創造史と呼べば、のちに書き加えられたとされる第二章は第二創造史と呼ばれている。第二創造史において、人間の創造以前の乾いた大地に他の生物はなく、人間が創造されて以降にそれらは創造されたとなっている。

この第二創造史では人間の創造が何日目であったのかは触れられていないが、地下から湧き出た水が乾いた大地を潤した時、神はその泥をとり、息を吹き込まれて人を造ったと記されている。この人とはアダム、すなわち男である。まず男が造られた。だが「人が独りでいるのは良くない。彼に合う助ける者を造ろう」と考えた神は、鳥や獣を造り出し、人に与えてみた。だが「人は自分に合う助け手を見つけることができなかった」。つまり人＝男は孤独だったのである。

第一創造史に第二創造史が書き加えられたのは、神はなぜ人間を性別をもって造られたのかという問いへの答唱であったのではないかと私は思っている。

主なる神はそこで人を深い眠りに落とされた。そしてあばら骨の一部を抜き取り、その骨で女を造られた。神の思いがこの宇宙—物質を生み出したように、神は男に見合う助け手として女性という実体を与えられたのだ。

神が人間を男と女として創られたということは何を意味するのだろうか。神は自己充足する両性具有者として人を創造したのではなく、身体的性差をもつ存在として人を造られた。それは他の雌雄異体の生物と同じく、身体と生命の成り立ちの初めから、他の性—他者を必要とせざるをえない存在であるということを意味している。復活後の身体に明確な性別を預言するヒルデガルトにとって、性は生命の神秘を解き明かす重要なキーワードであるように思われる。

＊

眠りから醒めた男は女を見るなり叫んでいった。

「ついにこれこそは、私の骨の骨、私の肉の肉。」

これは女に対する男の究極の歓喜の声、賛美の声ではないかと思うのだが、歴史家ル・ゴフによれば中世の神学者は第二創造史の方を好んで引用したと述べている。「女は男のあばら骨から生まれた」というのは、男にとってはなにかと都合のいい話だからだろう。たしかにヒルデガルトもこの第二創造史を元にしている。だがそこには大きな違いがある。

▼男の愛である女

男と女の創造を巡り、ヒルデガルトは『病因と治療』ＢＯＯＫⅡ「アダムの創造とエヴァの形成」の中で次のようにいっている。

「神はアダムを造られたのち、アダムを眠りに落とされた。アダムは眠りの中で大いなる愛を感じた。すると神は、男の愛のために一つの形姿をお造りになり、こうして女は男の愛そのものとなった。」

詩のようにのびやかで美しいこの文書が第二創造史をベースにしていることはすぐにわかる。しかしそこには旧約聖書には存在しないヒルデガルト独自の解釈が加えられている。

眠りは預言と深く結びついている。罪を知らない者の眠りは真実を見るからである。

「神がアダムに眠りを送り込まれた時、アダムの魂は、真実の預言を通して、多くのものを見ていた。なぜなら、彼はまだいかなる罪も犯していなかったからである。」（「再びアダムとその預言について」１７５Ｐ）

この眠りの中でアダムは「大いなる愛」を感じとったのだ。この愛とは、明らかに神に向けられた愛ではない。他の動物では充足しえなかった、まだ見ぬ何ものかへの、アダムの欠落を埋める何ものかへの情動を指し示しているかにみえる。

第二創造史の記述によれば、「人は独りでいるのはよくない」という思いを抱いた主体は神であるが、ヒルデガルトの場合、アダムの自立的な内面に他者を求める大いなる衝動が蠢き、アダムのその思いに対し、神が答えてエヴァを造られたという脈絡になっている。

神の答えの実際から見れば、アダムが求めたのは肉体をもたない天使のような存在ではなかったことは明らかである。ではアダムの抱いた「大いなる愛」とは何であったのか。ここで語られる「愛」とはいったい何か。ここで選択した「愛」という訳語は、英訳版のloveにそのまま従ったものだが、そのラテン語原文はdilectioである。

dilectioという語は、たとえばパウロが「信仰、希望、愛」と語る時の「愛」、すなわちcaritas（カリタス）とは区別される。caritasという精神の「愛」ではなく、肉体の中で蠢めく「言い知れぬ愛おしさと優しさ」とでも呼ぶべき、いまだ形を成さない雲のように茫洋とした思いの塊を、この語は指しているのではないだろうか。この「大いなる愛」という表現は、実はこの項の後段にも登場する。

「アダムが罪を犯してからのちは、エヴァが自分の脇腹から生まれた時に抱いていた大いなる愛と、罪を犯す前の眠りがもっていた甘美さとは変質し、違う種類の快楽となった。男はこの大いなる甘美さを自分の内にもっており、またそれを感じ取るので、泉に駆け寄る鹿のように、すばやく女に駆け寄るのである。」（「アダムの創造とエヴァの形成」248P）

ヒルデガルにとって「甘い」「苦い」は、善悪を識別する際の魂の根本感覚であるが、この「大いなる甘美さ」（magnam dulcedinem：great sweetness）という言葉は、「大いなる愛」を言い換えたもの――大いなる愛の身体感覚――と考えてよいだろう。すなわち「大いなる愛」とは「大いなる甘美さ」であり、さらに想像の羽を広げれば、それはアダムの体内に蠢く「疼くような甘美さ」という身体感覚を指すのではないだろうか。

仏訳版ではこの語にplaisirという訳語が当てられているが、それは「歓び」であり「性的な快楽」を意味する。「大いなる愛」の愛とは、この語感に近く、肉体性をもった愛、すなわち「性愛」という表現の方が原文の意図に近いのかもしれない。ちなみに旧約聖書の中で独特のエロティシズムを放つ『雅歌』中の歌詞――「愛は死のように強く」（8－6）のこの「愛」も、ラテン語ではdilectioであり、それはまぎれもなく男女の「性愛」を意味している。人は互いに他者へ差し向けられている。エヴァはアダムの元型であり、アダムはエヴァの元型である。この他者に差し向けられた情動や体の反応を「愛」と呼べば、「大いなる愛」とは、創造の最初から男女の性愛は存在すべくして存在した、ということの中心を言い当てた言葉のように思われる。神は人を、性をもつ存在として造られた。すなわち性愛は、その本性上、神の賜物であるということができる。たとえば南方熊楠の人間学は、その根源に性が据えられているが、性は人間を自然的かつ全的に捉える時の試金石といえよう。

＊

「女が形造られると、神はすぐさまアダムに男としての創造力をお与えになった。」

ここでいう「創造力」とは具体的には生殖力のことである。それをヒルデガルトは「男性的な力」と呼ぶ。

「こうして男の愛である女を通して、男は子どもをもうけることが可能となった。」

アダムの英知はエヴァの中に子を産む母の姿を見通した。男の愛である女が男の思いの実体であるように、子どもは男と女の、愛の実体である。この双方の愛の誠実さと正当性の度合いに応じて、胎児の性別と気質は決まるとヒルデガルトはのちに述べている。

一方、エヴァがアダムを見つめる眼差しは天上に見入るもののようであり、エヴァにとってアダムは希望であったと書かれている。

「かくして男と女の愛は唯一であり、また唯一であるべきものである。」（「アダムの創造とエヴァの形成」247P）

これは第一創造史の「こうして男は父母を離れて女と結ばれ、二人は一体となる」という箇所へのヒルデガルトのヴィジョンであるが、それは先のエロイーズにも通じる「女の自立と男女の対等宣言」と読むこともできる。「女が父母から離れて」ではなく、「男が父母から離れて」という点に注意しよう。互いの愛に基づく婚姻は本来、家父長的な家族制度とは無縁なはずである。紀元前四～三世紀に書かれたといわれる『雅歌』の世界でも、この男女関係の主体性の高さと対等性の主張は、極めて鮮明である。

ヒルデガルトはいう。「女はたしかに男と一つになるまでは、男に従属している。だが女は自分の血をもって男の精液と合流し、こうして一つの肉となる。」

ヒルデガルトにとって「一つになる」というのは、結合した男女の肉体の描写だけではない。子どもとして「一つの肉になる」ということである。続けていう。

「男と女は一つの肉であるから、女に出産能力さえあれば、女は簡単に子を孕む。」（「再び妊娠について」156P）

ここには唯物論者のような、あるいは性科学者のようにクールな視線がある。「肉体と魂は一つのものである」という原理に繰り返し帰るヒルデガルトの諸記述には、したがって後世の科学でいうような、主体から切り離された「客観性」というものは本来、存在しない。だが、こと人間の性愛という分野に限っていえば、なぜかこの原理から離れて、対象を突き放すような「客観性」や「科学性」、医学的な描写に貫かれている箇所が多くある。それはヒルデガルトがついに経験することのなかった分野だからなのだろうか。これはヒルデガルトを巡る一つの謎といってもいいかもしれない。

II　雅歌の愛

「ふっくらとした腿は匠《たくみ》の手に磨かれた彫りもの。秘められたところは丸い杯、香しい酒に満ちている。腹は百合に囲まれた小麦の山。乳房は二匹の小鹿、双子のかもしか。」（『雅歌』6－2～4）

これは『雅歌』の一節である。これはいったいどう読めばいいのだろう。旧約聖書正典の中にあって、みずみずしくも艶やかな性愛表現に満ちたこの『雅歌』は、古来、多くの男性神学者を悩ませ続けてきた。たとえばヒルデガルトと同時代の神学者クレルヴォーのベルナールは、雅歌のもつこの肌感覚を、神と人間との一致を描く「寓喩」として解釈している。それは三世紀、自ら去勢したオリゲネス以来の雅歌研究を引き継ぐ、男性神学においては正統的な解釈というべきであろう。すなわち、天上的な歓喜と恍惚の中で、神と魂との合一──「花嫁神秘主義」と呼ばれる永遠の結婚の神秘を謳い上げたものであると。

だが女性幻視者に多い「神秘的結合とその恍惚」という境地からはほど遠い距離にあるヒルデガルトの雅歌解釈は、きわめて醒めているといってよい。彼女はこの雅歌に事寄せ、神の愛と人間男女相互の愛を、次のように軽々と総括している。

「私は創造主と被造物の互いの愛を、神がその内に男と女を結び合わせて子どもを産ませる愛と誠実になぞらえます。」

肉体をもった二人の男女が、魂においても肉体においても、全人格的に出会い、互いを求め合うということを愛と呼ぶなら、「愛し合う」ということには、体の深い歓びが伴うという、この存在の自然性に根ざした真実を、いったい誰が非難できるというのだろうか。

*

ここでヒルデガルトに戻ると、『病因と治療』の中で繰り広げられるヒルデガルトの性愛描写は、『雅歌』に見られる抒情性やエロティシズムとは、悲しいほどに無縁であり、またもちろんそれは寓喩でもない。ここにあるのは、たとえていえばマリオネットの木寓が舞台の上で演じる愛の情景を、ただひたすら生理学的に、あるいは「解剖学的」に記述したという趣のものである。そしてその記述には、バーバラ・ニューマンが「セックスの人間喜劇」といみじくも呼んだ、ある種の滑稽さがたしかにある。例えば男が女に駆け寄る愛の姿は、『詩編』の中の、泉に駆け寄る鹿にたとえられて詩的であるが、その直後に続く女性を描いたくだりはこうである。「女は穀竿で何度も叩かれ、熱くなる。」

Ⅲ　男性の性的メカニズム

「土であったアダムを目覚めさせたのは火であるが、肉は火によって温められる。この火が官能と欲望を生み出す。」（「アダムの生命力」120P）

天上的な元素であるはずの火はまた地上の欲望をも揺り動かす。情欲の炎熱の中にあって、男の愛は山火事のようで、消すのは困難である。一方、女の愛は薪が燃えるようなもので簡単に消すことができる。

ここでいう「愛」とはもちろん、肉体をもった愛、すなわち性愛を意味する。ここからは男女それぞれの性愛をめぐる記述を見てゆこう。

男の中で性欲の嵐が巻き起こると、それは粉引機のように男の中を駆け巡る。男の睾丸は髄が火を送り込む工場のようなもので、男の陰茎に火を注ぎ込み、男を激しく燃えたたせる。男性的な力のすべての源泉は陰茎にあり、睾丸はこの陰茎に火を送り込むふいごの役割を担うとされている。この時、睾丸は精子の製造器官であるという認識はない。

男の髄から快感の風が吹き起こると、その風は男の腰の中に落ち、血の中に性的な快感の前触れを引き起こす。男の腰は、女に比べれば狭く引き締っていて閉じており、その風は拡散することができないので、その分、快感はその場で激しく燃え上がる。男はその熱情に駆られて我を忘れ、自分を抑制できなくなって精液の泡を放出するのであると。

ヒルデガルトによれば、射精のメカニズムには四元素のすべてが関与している。

「その時には、人の四つの体液を動かす四つの元素が過剰に、しかも嵐のようにやってくる。火・空気・水・土に導かれた四つの体液のすべてがその限度を超え、人を統御している四つの力――「意思、思慮、力、同意」を突き破る。これらすべての過剰が引き金となって暴風のような状態が生み出され、血から有毒な泡が生まれる。これが精液である。」（「受胎」145P要約）

こうして四つの元素すべての過剰が射精を引き起こすということになるが、その瞬間はなぜか終末の光景に似ている。「最後の審判の日に至れば、四つの元素は互いに衝突し、万物は揺れ動く」からである。

「セックスは小さな死の経験である」といったのは上野千鶴子であったろうか。ヒルデガルトの生理学に従えば、その時、男は「小さな終末」を経験しているということになるのだろう。性はいつも死と終末の気配を漂わせているものらしい。

　ちなみに現代医学では射精のメカニズムは次のように説明されている。

「脊髄の射精中枢が興奮すると、下腹神経を介して精嚢、精管、精巣上体、前立腺が活動し、尿道内圧の上昇が刺激となり、射精中枢が興奮し、反射的に陰部神経を介して尿道の周囲横紋筋および会陰筋群の律動的収縮が生じ、精液が精管、尿道口から排出される。」（『図解　看護・医学事典』医学書院）

　この脊髄反射のことを、ヒルデガルトは「男の髄に吹く快感の風」と呼んだのだろうか。髄は欲望の通路である。

　射精との関わりで付言しておけば、『病因と治療』には「夢精」を扱った項がある。髄は眠っている間に造られ、豊かさを増す。したがって眠っている間の方が髄は熱くなっているのだが、この熱の過剰が、眠っている間、本人が自覚しないままに生殖器に送り込まれると、血が湧きたち、肉の喜びをかき立てられ、こうして夢精が起きるとされている。

　修道院や教会聖堂では二つの体液、すなわち血液と精液とはタブーであった。それはユダヤ教以来のもので、旧約聖書『申命記』には次のような戒律が記されている。

「夜、夢精に汚れた者は、陣営の外に出てゆき、中に入らず、夕方になって水で体を洗い、日没に陣営に戻ることができる。」（『申命記』23－11）

　十三世紀の贖罪規定書にも夢精は告解すべき罪の一つとして挙げられているが、聖所におけるもう一つのタブーである女性の経血も男性のこの遺漏も、ヒルデガルトにとってそれはともに汚れとして扱うべきものではなく、肉体の自然現象に過ぎないということを説明してみせたということではないだろうか。

Ⅳ　女性の性的メカニズム

ヒルデガルトの描く女の愛はあくまでも受動的である。女性は自然な湿り気がなければ自分の意志によって男性を受け入れることはないとされている。女の歓びは太陽にたとえられるが、女が男と交わりをもつと、女の脳にある熱が歓喜する。

「女が男と交わりをもつと、女の脳にある熱は歓喜し、まずは性交の歓びを感じ取ったこと、そして男の種が放出されたことを告げ知らせる。種がしかるべきところに落ちると、脳の熱は種を引きつけ、種を保つ。」（『妊娠』205P）

前項に触れた男性の場合、情動の始発は髄の反射——髄に吹く快感の風であったが、女性の場合、最初に歓喜のさざ波が立つのは脳とされている。これはのちに触れる「発汗作用」と合わせて「交感神経の活発化」を連想させて興味を引く箇所である。そしてこの歓びの風は女の髄を出て子宮に入り、そこで風は臍と結びつき、女の血を肉欲へと駆り立てる。子宮は臍のあたりで広くなっており、子宮に入った風はここで膨らむといわれている。そこは湿っており、女はこの場所でしばしばより穏やかな歓びに燃えるようになる。しかし女には畏れや恥じらいがあるので、肉の歓びを抑えるのは男よりもたやすいのだと、ヒルデガルトは付け加えている。

「女の血は愛という意志の働きによってそれを受け取り、そよ風が何かを拾いあげるようにして精液を自分の内へと引き入れる」とされているが、ここで「愛という意志」という時の愛の語に、精神的な愛を含むamorという語が使われていることには留意してほしい。先の「脳にある熱」と合わせて考えれば、女性の感じとる愛には精神的・心理的な側面が大きな比重を占めるのだということを、ヒルガルトはいおうとしたのではないだろうか。

かくして脳の熱は種を引きつけ、種を保つ。そしてすぐに腎臓が収縮する。「月経期間中、開く準備をしていたすべての器官が、この時、手に何かを握りしめている屈強な男のように閉ざされる。」(「妊娠」205P)

受胎の瞬間、腎臓が収縮する。そしてすべての器官が収縮する。これは「着床」の瞬間をいうのだろうか。この点の現代医学の説明を私は知らないが、ヒルデガルトは腎臓について、「腎臓は男の性器を守り、女の子宮とも繫がっている」と述べている。

腎臓の収縮したまさにこの時、「母親の子宮から子どもを生みだすあの永遠の力が、男と女を一つの肉とする」のだという。これら諸器官の反応のすべてには、かの「永遠の力」、すなわち神の力が直接関与しているといっているのだろう。そして画竜点睛するようにして、こうつけ加える。

「男と女は、血と汗の中である方が一つの肉になりやすい。」

汗はエデンの園から追放されたアダムが、労働によって流さざるをえなくなったあの労苦を意味するのだろうか、あるいは交感神経の活発な働きを示しているのだろうか。いずれにしろ、性愛と受胎には、アダムの労働に似て、汗が伴うということであろう。汗はヒルデガルト神学の中では特殊な意味をもっている。

「そして二人はまるで眠っているように優しく汗をかくであろう。その時女は男の発汗から妊娠するであろう。二人がこのように甘美に眠っている間に、女は子どもを苦痛なしに生むであろう。」(Fragment Ⅳ‐29)

＊

女子修道会の深窓で書かれたはずのこれらヒルデガルトの性描写には、読む者にある種の戸惑いをひき起こすものがあるが、『病因と治療』ラテン語版の編纂者ローランス・ムリニが指摘するように、これらの記述には大胆な性描写で知られるコンスタンティヌス・アフリカヌスの影響が、あるいはあったのかもしれない。アフリカヌスによって翻訳された偽ガレノスの『精子について』は、十二世紀当時、サレルノ学派の教育現場で用いられていたらしく、ヒルデガルトがこの著作に接触していたとしても不自然ではない。

第9話 女性の生理学

I エヴァの罪と月経

『病因と治療』の中でヒルデガルトは繰り返し自問している。

「なぜ月経はあるのか。」

＊

旧約聖書『レビ記』には次のようにある。

「女性の生理が始まったならば、七日間は月経の期間であり、この期間に彼女に触れた人はすべて夕方まで汚れている。」（『レビ記』15–19）

ここに月経は汚れである。だが例えば『創世記』には「お前は苦しんで子を産む」とは書いていても、月経の発生をエヴァの罪に帰する記述はどこにもない。アウグスティヌス『創世記逐語的注解』にも、この点への言及はない。だがキリスト教社会にあって、出産と月経という苦しみの根源をエヴァの罪と罰に帰するのは歴史的な通念であった。

一人の女性であるヒルデガルトにとって、月に一度のこの憂鬱な訪れは、その都度にエヴァの原罪に遡り、その罰の人類的記憶と継承のために肉体に刻み込まれた容赦ない生理的な現象であることを思い知らされる瞬間でもあったのだろう。

ヒルデガルトはエヴァの罪について、月光のような静けさの中で語り出す。

「もしエヴァがずっと楽園の住人であったなら、女の血管はすべて完全であり、健康のままであったでしょう。でもエデンの園の木の実を一口味わった瞬間から、エヴァは血の流出に苦しむようになったのです。この瞬間、愛欲の奔流がエヴァの中に流れ込んだのでした。その激しい血の流れによって、エヴァのあらゆる血管が開いたのです。こうしてすべての女には血の嵐があり、月が満ち欠けするようにして血の滴を保ち、あるいは排出するのです。」(「なぜ月経はあるのか」２０４Ｐ)

ここではたしかにキリスト教の伝統に従い、月経はエヴァの罪に関連づけられている。だがヒルデガルトがエヴァの罪を語る時にはいつもそうだが、そこには同性としての柔らかな眼差しがあることに気づくであろう。「エヴァがアダムを唆して知恵の木の実を食べさせたのだ」と声高にいう男性神学者に対し、ヒルデガルトはしたたかな反論をさらりと述べている。

「もしアダムがエヴァよりも先に罪を犯していたら、その罪はあまりに重く、救いを望むことすら不可能だったのではないでしょうか。でも最初に罪を犯したのが、男より弱い女—エヴァであったから、罪からの救いのなさは、よりたやすく消し去ることができたのです。」(「なぜエヴァが先に堕落したのか」１２３Ｐ)

ヒルデガルトにこういわれた時、並み居る男性神学者の、腑に落ちたような、落ちないような、不得要領の顔が並ぶ光景を想像してみるのはちょっと愉快である。

こうして原罪という外堀をまず埋めたヒルデガルトは、月経の存在する生理学的な意味を厳かに述べ始める。

身体の成り立ちからして女は男より湿が多いから、月経がなければ女はその体をもちこたえることができない。月が満ち欠けするように、女の血と体液は月経によって周期的に清められる必要があるのだと。その時、神は不思議な業を女の体に加えられた。

「月経の時、頭蓋そのものが開き、血管の通り道をつくり、こうして月経による浄化作用が働き出す。その後、頭蓋は閉じて血管を抑えるので、それ以上出血することはない。」（「頭蓋」２１０Ｐ）

　女の頭蓋は月経時、そして出産時には開くように神は造られたのだ。こうして月経は、女性の身体的な特性に応じ、それ自身において贖われた神の恩寵、すなわち清めであるのだというのだろう。これは「月経が終われば出血の汚れから清められる」という『レビ記』に対する痛烈な逆説ではないのか。

　そしてまたヒルデガルトにとって月経は、生命の歓びという側面こそ強調されねばならない。

「女の月経の流れは命をもたらす生ける力であり、また生気に満ちた活力でもある。この流れが成長して、子どもになる。」（「受胎能力」２０７Ｐ）

　ヒルデガルトは月経の中に緑なす木々の力と同じもの、すなわち木々が芽吹き、花を咲かせ、果実を実らせる、あの「生ける力」を凝視している。月経は女の中の生ける力の現われなのだ。こうして経血の生ける力―血の活力は、子宮という果実の中に、花と葉とを繁らせてゆく。その生ける力の繁茂は、月経開始前の時期にこそ適っている。

「月経の始まる前は精液を受け取る器官が開くため、他の時期よりも妊娠しやすい。また月経の終わる時期、あるいは終わりかけの時期にも器官は開くので妊娠しやすい。」（「なぜ月経はあるのか」２０５Ｐ）

II 月経と月齢・気質・感情

ヒルデガルトは女性の気質判定の一つに経血量の多寡を挙げている。これは問診の積み重ねからであろうか、女子修道院長ならではの特異な視点である。

メランコリアの女性は経血の過多に苦しみ、妊娠は困難である。一方、胆汁質の女も経血量は多いが、こちらは多産である。粘液質の女の経血は適量である。血管が太いので多産質であり、子宮その他の内臓は健全で、容易に妊娠する。多血質の女の月経は適量で子宮は丈夫、妊娠する力をもっているが多産ではない。

次いでその記述は月の満ち欠けと月経との関連に進んでゆく。男の血は月が欠けてゆく時に減少するが、女の血は月経によっても減少する。だから女の場合、月が満ちてゆく時に月経が始まると、月が欠けてゆく時に始まる場合よりもその苦痛は大きい。というのも、月が満ちてゆく時は、本来なら血が増加するはずであるのに、月経中は血の量が逆に減少するからである。ヒルデガルトの中で女性の月経は、月の満ち欠けに伴って樹液を増減させる植物の姿にしばしば類比されている。

女性にとって月経のありようは、喜びや悲しみの指標でもある。木が夏の太陽を浴びて花を咲かせ、葉を繁らせるように、女の月経は喜びによって花開く。しかし木の葉が寒風に散るように、若い女たちの悲しみは血流の滴りを抑え、経血の流れを阻害する。さらにはさまざまな苦悩によっても体液は増加して溢れ出し、血管が圧迫されて月経が止まることもあるのだと。

「いつも喜んでいなさい。」――パウロのこの言葉はヒルデガルトの女子修道院では別の響きと効能をもっていたのかもしれない。

これら感情と月経の関連を述べたヒルデガルトの筆は、最後に閉経について触れている。

「五十歳、あるいは人によっては六十歳で月経は終わり、子宮はたたみ込まれて収縮する。」だが時には、ある種の体力の過剰により八十歳前になって妊娠するようなケースもあるという記述は、やはり目撃された事実なのであろうか。

Ⅲ 経血の魔性

ヒルデガルトは禁忌とされた経血に魔性的な治癒力をさえ与えている。

「肉欲や不節制が原因のレプラ患者に対しては、キンミズヒキにヒソップ、ウスバサイシンを大釜に入れて温め、風呂を準備するが、そこに手に入る限り大量の経血を投入し、この風呂に患者を毎日入れる。」(『不節制によるレプラ』351P要約)とある。

「キンミズヒキとウスバサイシンの熱が経血の熱と混ざると、レプラの腐敗物を取り去ってくれる。経血は女の種々雑多な体液が出たものであり、毒をもって毒を制すように、経血はこの病を圧倒し、怖気づかせる。」(同上)

経血の異形は、毒をもって毒を制すということのようである。経血を用いたこの療法は魔術めいて聞こえるが、古来、経血に呪力を求める事例は多くある。ヒルデガルトの時代から少し下った十三世紀、ピレネー山中モンタイユーの小村で異端審問にあたっていた司祭の記録には次のようなものがある。

「娘の将来の夫が心変わりせぬための媚薬として、娘の最初の経血を保存していた。またごく最近まで菓子や飲み物に血を一滴、あるいは爪の切屑を入れるのは若者の気をひくための呪いであった。」(『モンタイユー(上)』)

経血を含む人体組織の一部は豊穣多産や呪詛、護符の役割を果たしており、争いに勝訴するために臍の緒が護符としてもたれていたとも記録されている。

『病因と治療』の中に「月経障害による痛み」への処方として、ワインにヤロウやヘンルーダ、バースワート、その他、蜂蜜や白胡麻など、複雑な薬草を加えて煮冷ました「クラレット」というものが登場する箇所がある。

（「再び経血の停滞について」318P）

このクラレットは、もともとは「月経血」と同義であったとする民俗学者もいるようだが、それは果たしてどうなのだろう。いずれにしろヒルデガルトの治療法において、特に血を用いた場合――例えば癲癇に対するモグラの血、レプラに対する馬の生血――などには、ある種の「呪術性」が滲入していることは確かではないのだろうか。

第10話
妊娠──宇宙の孕み

ヒルデガルトの「受胎論」を検討する場合、この時代特有の二つのテーマがある。一つは「女の精子」にかかわる問題、二つは「魂はいつ胎児に注入されるのか」という問題である。以下、この点を中心にヒルデガルトの受胎論を見てゆく。

I　受胎のプロセス

アリストテレスは悩んでいる。

「雌も雄と同様に精液を出すか。それとも雌に精液はなく、ただ場所を貸すだけか。」（『動物発生論』第1巻19章）

問題は雌の月経中に雌の精液（種）があるかどうかということなのだが、アリストテレスの『動物誌』では「雌も精液を出す」となっている。だが『動物発生論』ではこの説と同時に「精液の代わりに月経血を出す」という主張が混在している。さらにこの月経血についても「調理不十分な、不純な精液」と解する箇所もあれば、月経は雌性の生殖物質を含むとして、「月経は雌性の精液に他ならない」と解釈する箇所もあるといった具合で、必ずしも一つの結論に至っていたわけではない。

ではガレノスの場合はどうか。

「精子は最初から（身体的）諸機能をもっている。」（ガレノス『自然の機能について』第二巻）

すなわち、精子には今日「受精卵」と呼ぶべき諸機能が単独で備わっており、雌の果たす役割は純粋に受動的なものであるとしたのである。そして「精子には血液を引き付ける一種の吸引機能がある」と述べている。このガレノス説の一部はヒルデガルトの同時代人、コンシュのギヨームによって引き継がれている。

「男の精子は身体の構成部分すべての純粋な実体から成り立っている。」（『宇宙の哲学』）

では、ヒルデガルトはどうか。

「かくして女は男の愛によって奮い立つ。女の脳にある熱は交わりに歓喜し、男の種が放出されたことを察知する。」（「受胎」１４６Ｐ／「妊娠」２０５Ｐ）

「女の精子は歓びによって放出される」とは、エピクロス以来の一つの見識でもあった。調理不十分な経血を精子へと仕上げるのは、なにあろう、歓びであるのだと。その例証として、歓びを伴わない娼婦は、だから妊娠しにくいのだといわれてきた。

ヒルデガルトにあって「女の精子」という把握はあいまいなままだが、女の受胎に「歓び」という身体的・精神的側面が重要な位置を占めるということは、繰り返し強調されている。「人間の受胎は歓びから生じる。」（「受胎」１４６Ｐ）

ここからヒルデガルトの描写する受胎のメカニズムに移ろう。

「男の精液がしかるべき場所に落ちると、女の血はそよ風が何かを拾いあげるようにして、精液を自分の内へと引き入れる。」

「そよ風のようにして」というこの表現は、ヒルデガルトがヴィジョンの中でその瞬間を鮮明に目撃したことの証であろう。ここに引力主体は女の血であるが、後段には「男の種は非常に力強いので経血のすべてを自分に引き寄せる」ともあり、こちらでは引力主体は精液のように描かれている。この見解はガレノスに近い。ガレノスにおいて結合の能動主体は精子、経血は受動であった。だがヒルデガルトが「女の血は精液と結合する」という時、この「結合する」という語にconjungoという動詞が使われていることは注目に値する。この語は結合主体の対等性を強く示唆しているように思われるからである。ちなみにその名詞形conjunxは夫から見れば妻、妻から見れば夫、すなわち配偶者、あるいは愛人という相互性・対等性を意味している。能動・受動の二元要素を滲ませるガレノス受胎論に対し、ヒルデガルトは結合主体としての精子と「女の血」との対等性を、この語conjungoに忍び込ませたのではないのだろうか。

先に触れたコンシュのギヨームは、「アダムのあばらから造られたエヴァ」という男女の不等性を主張するためであろうか、「もっとも温かい女といえども、もっとも冷たい男より冷たい」と言い放った。このような見解は男性神学者の多くにある。だがヒルデガルトはそれに対し、医師の冷静をもって反論する。すなわち「精液は冷たく、有毒である。この精液を温め、生命へと導いてゆくのは女の血の力である」と。

ヒルデガルトの「フェミニズム」は男と女の対等性の源流として受胎の瞬間にまで遡り、精子と女の血との対等性を主張するという徹底性を帯びている。ちなみにこの時代、卵子はまだ発見されていない。それは顕微鏡の発明された十七世紀、オランダ・デルフトのレニエル・デ・グラーフまで待たねばならない。

II　胎児の形成

メモのように短い断片を集積した『病因と治療』の中で、「受胎」とそれに続く「魂の注入」の項が、和訳にして八ページに及ぶ長文であるという事実は特筆すべきことであろう。おそらくそれは、受胎の瞬間から魂の注入を経て胎児の完成に至る、めくるめくように精緻な全貌をヴィジョンの中で示されたヒルデガルトが、目撃したその光景を一気呵成に口述したということではなかったか。そこには精彩を放つ文字群が脈動するように連なっている。

「精液はしかるべき場所に落ちたのち、一つの血へと凝集する。この凝固したものはやがて人間の形象（フォルム）へと形づくられてゆく。」（「受胎」146P）

ここに形象（フォルム）とは、まだ命の息を吹き込まれていない集塊を意味する。まだ命をもっていない集塊。ここは注意を要する。命についてはのちに触れよう。形象のしかるべき場所には、髄と血管が糸のように張り巡らされる。

「この髄と血管は体中に分岐して、やがて結節のようなものになる。卵の皮膜のようなものが髄を取り囲み、それはのちに骨の中に入ってゆく。」

この描写は現代医学から見ても、おそらく精確であろう。形象は母親の熱により、脂肪質をもった凝固物へと成長する。これが一カ月、すなわち、月が満ち欠けする間に起こる時間の業である。

Ⅲ　魂の注入

▼魂の注入と命の成り立ち

そしてこれは第五週目、形象が劇的に変化する時期の記述である。

「神のお望みになり、準備された通り、母親が知らないうちに生命の息がやってきて、力強く温かい風のよう

にその形象に触れる。」（「魂の注入」148P）

受胎は神の望み、神の計らい。一々の命の成立に神は直接関与する。ここに生命の息とは神の霊、生ける風に同じである。

「霊は形象全体を経巡り、髄と血管を再び満たして強める。形象は以前よりずっと生長し、骨は髄を覆って広がり、血管は強められて血を保つ。そして胎児は一瞬にして揺り動かされるようにして動くようになるが、母親もその動きを感じる。」（同上）

それは全能の神の意志を通して、生ける風——すなわち魂が形姿に入り、強めたからである。魂はこの形姿

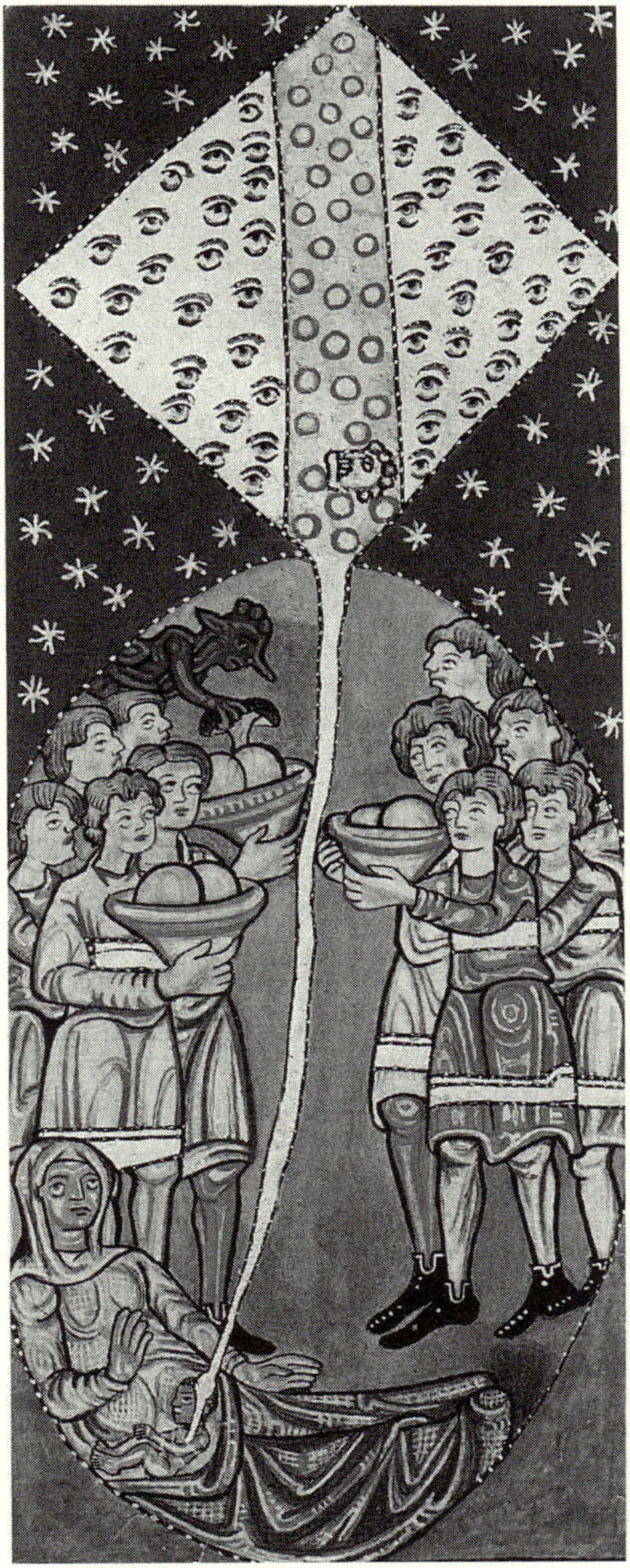

▶図10：「子どもの胎動と魂の苦難」（部分）

を命あるものとし、形姿の至るところを駆け巡る。図10は、ここにいう魂が胎児に注入される瞬間を描いた『スキヴィアス』のヴィジョンの部分図である。魂はこの形姿の中で自分がどこで分岐し、どこで曲がるべきかを熟知している。

（ここまでの「形姿」の訳語はラテン語原文に従っているが、英語版では「形象」。）

魂とは、神の霊が人間の中に入り、命を形造って以降の霊的作用の全体を指す。この瞬間から形象（forma）は、命をもった形姿（figura）となる。すなわち、文字通りに人としての姿かたちをもち始めた時期ということであろう。ここからは「胎児」と呼ぶことができる。

人が人となるこの瞬間はヒルデガルト受胎論の枢要であるから、繰り返しておこう。一月が過ぎた時期、すなわち五週目、生命の霊が形象に触れる。この生ける風はただちに形象と結びつき、形象の魂となる。この瞬間、「形象」は命をもった「形姿」になるということである。

「次に魂はその息で形姿全体を覆い、生ける空気のようにして血がすべての場所を流れるようにし、肉を引き締める。魂は肉の中に骨を造り、骨を固定する。魂は自分が働きかけるべきすべての場所を丹念に調べ上げる。」（「魂の注入」１４８Ｐ）

こうして人間の姿は、魂の働きにより、創造主の書かれた設計図に一致するまで精密に仕上げられてゆく。血脈を、体液を、髄を整え、肉を造り、臓器を誂え、骨を形造るのは、すべて魂の働きである。こうして肉体と魂とは、どの一片をとっても分離できるところはない。受胎論の要をなすこの「魂の注入」の項は、ヒルデガルト霊魂論―身体論の根幹をなすものといってよい。

ここにヒルデガルトが筆致を集中する受胎一カ月後――四週目から五週目の胎児とは、現代の発生学に照らせば、鰓呼吸から肺呼吸に変化するきわめて劇的な時期に一致する。

解剖学者三木成夫は四週目を「上陸と降海の二者択一を迫られた古代魚類の時期」と呼んだ。この四週からそれに続く一週間の間に、魚類の証である鰓は消えて原始肺に替わり、鰭は掌に変容してゆく。そしてやがて親指と人差し指となるあたりには、わずかなくびれが現われてくる。すなわち魚類から両生類、爬虫類をくぐり哺乳類に至る、系統発生的には一億年を要した海から陸への上陸史を、人の胎児の個体発生は、この一週間に凝縮して再現するのである。

ヒルデガルトによれば、胎児のまさにこの時期に、命の成立と一つのものとして魂が注入される。すなわち、この時期に命が命となり、人が人となるという修道女のこのヴィジョンは、「胎児はこの時期にこそ哺乳類になる」という現代発生学の観察に秘めやかな一致を見せているのではないだろうか。

今、五週目に入った胎児に魂が注入されると述べたが、それは人の一々の魂、すなわち命の成りたちに神は直接に関与するということを意味している。だがこのことはキリスト教神学においては常識に属することなのだろうか。少し遡ろう。

▼神の関わり

『創世記逐語的注解』の中で、アウグスティヌスはテルトリアヌスの次のような説を取り上げている。

「人間の魂も肉体も、ともに種が両親から子どもに遺伝されるのであり、肉体から肉体が造られるように、人の魂も人の魂から造られる」と。すなわち「神は最初の人間の魂だけを造られ、すべての人間の魂はそこから子孫として造られた」としたのである。

これに対しアウグスティヌスは『イザヤ書』や『詩編』、『知恵の書』に依拠しながら綿密な反論を試みている。しかしここは本論ではないので結論だけを急げば、それはヒルデガルトと同じく「神は一人ひとりの人間に一つひとつの魂を造られる」ということであった。（ただしアウグスティヌスは魂が注入される時期については言及していない。）

この教父アウグスティヌスの見解は、ヒルデガルトの時代においてもなお、いわば公理ではなかったのか。それなのになぜヒルデガルトはこのことを強調する必要があったのだろうか。そういう疑問が、私にはある。

ヒルデガルトと同時代にイスラムを経由して流入したプラトン―アリストテレスの影響を受け、『創世記』の、中でも「創造の六日間」を、いわば自然学的に解釈しようとする学派が登場するが、その中心的存在であったシャルトルのティエリは、こう断言している。
「神の創造の働きは原質料である四元素までであり、それ以降の天地の形成は、火を工作者として、各元素の本性に応じた自律的な運動による」と。

では、人間の創造についてはどうか。人間の創造は星の運動に基礎付けられていた。すなわち、星は水を質料的根源として創造されるが、その星が大空で運動を始めると、その運動から熱が生じ、その熱が増大して生命を与えるほどになる。こうして創造の五日目に、まず魚と鳥が造られ、ついで六日目に陸上の動物が造られた。そして「人は（陸の動物のうちの）一つとして、神にかたどって造られた」のであると。（『六日の業に関する論考』）

この創造論を知った時のヒルデガルトの反応は、いったいどうであったろうか。もしこの説の通りであれば、自然の創造のみならず人の肉体の創造も、したがって人の魂の形成も、自然学的な自律運動の中で説明できることになる。そしてそれはアウグスティヌスが指摘した「魂の遺伝的継承」という見解の、新たな装いをもった二番煎じにすぎないのではないか。ヒルデガルトが警戒したのはこの点であろう。こうしてヒルデガルトは

「神の霊は一々の人間に、直接に魂を注ぎ込む」ことを強調せざるをえなかった。それはギリシャ流の新思想に対する一つの態度表明ではなかったのか。そう思うのである。

Ⅳ 男女の愛と子どもの性別

胎児の性別は何によって決まるか。これは古代ギリシャ以来の難問であった。「羊が南を向いて交尾すれば雄、北を向いて交尾すれば雌」――これはアリストテレスの時代、羊飼いたちの通説であったらしいが、自然学者アナクサゴラスは「右側の睾丸から雄が、左側の睾丸から雌ができる」といった。そしてまた雄は子宮の右側の宿り、雌は左側の宿りとした。この説を受けたかどうかは定かではないが、サレルノ学派の教師たちは「子宮のどちら側に着床すれば男女の性別は決まるか」という命題を考案した。そしてこれに対し、ヒルデガルトと同時代の神学者コンシュのギヨームは次のように答えている。

「精液が子宮の右に落ちれば男、左に落ちれば女が生まれる。そして少々左寄りの右に落ちれば女のような男の子、わずかに右寄りの左に落ちれば男のような女の子が生まれる。」(『宇宙の哲学』)

どうやら男は右に固執するものらしいが、キリスト教世界において「右の座」といえば、それは「神の栄光の座」を意味している。

さて、ここで精子が右に落ちるとなぜ男の子になるのかとギヨームに問えば、「子宮の右側には肝臓があり、より良く熱い血液によって胎児が養われるから」と答えるであろう。ちなみに同氏はガレノスの見解を引き継ぎ、「種子すなわち男の精子は身体の構成部分すべての純粋な実体から成っている」と語っている。

学説の背後に男性優位の通念が支配するこうした時代にあって、わがヒルデガルトは、この問題に対し、前代未聞の、そして意表を突く回答を用意したのである。すなわち、生まれくる子どもの性別は、精子が子宮のどちら側に落ちたかによって決まるのではない！　胎児の性別を決める因子は、第一に「男の精液の強さ」であり、第二に「男女相互の愛の誠実さ」によるのだと。そしてそれは性別を決めるだけでなく、胎児の心身の健康や性格までも決定づける。こうやったのである。

では、まず、男の精液が強い場合はどうなるか。

「男の精液が強く、男女相互が敬愛していれば男子を孕む。こうして生まれた子は聡明で、高潔な者となる。」

（「受胎の諸相」１０５Ｐ）

一方、男の精液は強く、また女を愛しているが、女の側に男への愛がない場合はどうなるか。この場合、男の愛がまさっているので男子を孕むであろう。しかしこの子はひ弱で高潔な性格にはならない。またたとえ男女が相互に愛し合っていなくても、男の精液が強ければ男子が生まれる。しかし両親が辛らつな関係にあれば、その子は辛らつな性格となるであろうと。

次に男の精液が弱い場合。男女相互が誠実に愛し合っている場合は、高潔な女子が生まれる。もし両親のうちどちらか一方だけが相手を愛しており、かつ男の精液が弱い場合は、その弱さゆえに女子が生まれる。また男の精液が弱く、両親のどちらにも愛がない場合には辛らつな性格の女子が生まれるであろうと。

まとめてみよう。男の精子が強ければ男が生まれ、男の精子が弱ければ女が生まれる。そしてその子の心身の健康と性格は、両親の愛の誠実さの度合いによっている。そして「これらのことは神の定めであり、それ以外のことはありえない」のである。女子修道院長は断固たる口調でこう締めくくっている。

ここで少しテーマから外れる。子どもの容姿がどちらかの親に似るのはなぜかという問いもまた、ギリシャ以来、長い間の難問であった。例えばエンペドクレスは「男親または女親から出る精液の量がより多い方に子どもは似る」といった。しかしヒルデガルトはその要因を、ごくさっぱりと、もっぱら母親の体型に求めている。

「よく太った女の熱が男の精液にまさっている場合、子どもの容姿は母親に似るが、痩せた女の場合は父親に似る。」（「受胎の諸相」105P）

さて、ヒルデガルトは十番目の女の子であったわけだが、果たして父母のどちら似であったのか。ちょっと興味の湧くところではある。

Ⅴ　受胎と月齢

▼受胎の時期

ヒルデガルトによれば、受胎に適した時期の判断は月齢による。月が満ちるに従い、人の血は増加するが、男女ともにこの時期は受胎の可能性が高まる。この時、男の精液は強く活発である。その逆に月が欠ける時期になると男の血は減少するので精液は弱まっており、また女の血も減少している。この時期に受胎した子は、男女を問わず病気がちで虚弱である。（「受胎に適した時期」168P）

ヒルデガルトはいう。受胎に適切な年齢や月齢にまったく頓着せず、ただ自分の意思だけで、いつでも子どもが造れると思っている人がいるが、それは誤りである。時宜に適さず受胎した場合、その子は病気がちとなる。だからこそ、修道院長はいうのであろう。

「心を尽くして純粋に祈り、自分の体の適切な時期を見極め、月の相を正しく見定めねばならない。」（「生殖の時期」81P）

ここでいう月齢とは、子どもの誕生した日の月齢を指すのではない。「胎に宿った日」、すなわち受胎した日であることを意味する。ではこの「受胎した日」とは、いったいいつのことか。そのまま読めば「交わりをもった日」ということになろうが、交わりをもった日と受精日は必ずしも同一ではない。卵子の寿命がおよそ一日であることから、今日では最後の排卵日を受精日として計算するようである。そして受精からおよそ一週間後（六〜七日）に着床するといわれている。この着床をもって、生物学的な意味での受胎は成立するから、現代の産婦人科学で受胎日という場合、それは着床日ということになる。つまり、最後の排卵日からおよそ一週間後が「受胎日」になるということなのだろう。

受精卵が着床すると特有のホルモンが分泌されて、胎児と母体を繋ぐ絨毛が形成され始める。胎盤の形成は着床直後ただちに始まるので、妊娠検査薬によってこのホルモンが検出された場合、妊娠と判定とするというのが現代医学での一般的な検診方法のようである。

一方、ヒルデガルトの場合、「受精」と「着床」とを区別するような明確な記述があるわけではない。しかしヒルデガルトが「胎盤」の項で次のように述べていることは注目に値する。

「女が男と交わりをもつと、経血は男の種と混ざり合い、血のように変え、そして肉となる。肉となったのち、血は蚕が自ら繭を紡ぎだすようにして肉の周りに小さな器を作り出す。この器は胎児とともに成長するが、非常に強く固定されており、胎児が生まれ出るまで、その場から動くことはない。」（「妊娠」205P要約）

この「器」とは、もちろん胎盤のことである。この記述に従えば、交わりをもった時点と胎盤の形成の開始の時点には一定の時間的な経過がある。胎盤の形成は「血が肉となったのち」という時点として特定されていると考えていいだろう。この「肉となったのち」とは前項Ⅰ「受胎のプロセス」で見た次の記述――「精液はしかるべき場所に落ちたのち、やがて一つの血へと凝集する。この凝固したものはやがて人間の形象へと形づくられてゆく」という、この形象の形成段階を指すと考えて妥当ではないか。もし受胎日を現代産婦人科学に従って着床日、すなわち胎盤の形成開始時とした場合、ヒルデガルトのいう「受胎日」とは、「交わりの日」から着床までの幅をもった日を指すことになるが、今日の医学でも着床日の特定に幅があることから鑑みても、この時代に着床日を特定したとは考え難く、したがって「新月後の何日目」という断定が可能なのは唯一「交わりの日」をおいてほかにはないと考えるのが、もっとも妥当ではないだろうか。

▼月齢と子どもの性格

ヒルデガルトが受胎に適う時期を月齢との関係で述べ、その結果を生まれてくる子どもの健康状態や性格に集約するという「統計学的な手法」をとった背景には、この時代を覆ったある特殊な事情があったのではないかと私は思っている。それは「罪の告白と贖罪制度」というものの存在についてである。

「信者は少なくとも年に一回、罪の懺悔をしなければならない」という教会規則が公的に布告されたのは一二一五年のことであるが、ヒルデガルトの時代、告解義務はすでに一般化していた。そして告解すべき罪の一覧は性にまつわる事項で埋めつくされていたといってよい。

例をあげる。たとえ夫婦であれ、生殖目的以外の交りは罪であった。したがって快感を伴う愛撫やキス、体位までもが告解の対象であり、定められた日数、例えばパンと水だけの贖罪義務が課せられた。『贖罪議定書』――聴罪司祭のためのハンドブックに列挙されたこれら罪の諸項目に従えば、夫婦は昼間、同衾してはならないし、水曜日、金曜日、日曜日、祝日の前夜、さらに復活祭、聖霊降臨祭、降誕祭のそれぞれ四十日の間も交わりをもってはならなかった。もしこの戒律を誠実に守り通したとするなら、生理や妊娠期間中も当然破戒であるから、愛の可能な年間日数はおよそ四四日であったと、これはフランス・アナール学派フランドンの計算である。（阿部謹也『西洋中世の男と女』）

教会によって男女の交わりまでもが支配された時代、ヒルデガルトはこの無粋な戒律を、おうむ返しに訓戒したわけではなかったのではないか。先に第8話「男と女と愛と性」の「Ⅲ　男性の性的メカニズム」でも触れたが、告解の対象、すなわち罪であった夢精を、ヒルデガルトは「身体の自然的な現象である」と説明して見せたように、ここにおいても交わりの時期を「罪」という定規で測るのではなく、生まれくる子どもの性別と健康という側面から、いわば自然学的に論じようとしたということではないのだろうか。

この交りの時期と月齢との関係について、ヒルデガルトはＢＯＯＫⅤの中で、新月後の第一日目から第三十日目の各日にわたり、その受胎日によって決定される男女それぞれの子どもの身心の個性とその運命について詳細に述べている。ここではそのうち二、三の興味をひく記述を紹介しておこう。

まず新月後の第一日目の男から。

「新月の後の第一日目、月が太陽の輝きを受ける時に胎に宿った男は、誇り高く、強健に育つ。しかし自分を恐れ敬う者以外、誰も愛することがない。身体的には健康であり大病を患うことはないが、さほど長生きはしないであろう。」（「新月後の第一日」３８５Ｐ）

ヒルデガルトは同一月齢であっても男女ではっきりとその個性を区別している。この区別は気質論においても同じであった。では女の場合はどうか。

「この日、胎に宿った女は、常に人にもてはやされることを求める。いかなる時でも、家族より家族以外の者に愛される傾向がある。家族の中にあっては災いの元であり、家族をないがしろにする。身体的には健康であるが、病を得ると重病に陥り、死に瀕することもある。こういう女は長生きしない。」（同上）

ヒルデガルトのこうした記述は、性格や人格、健康、病、寿命など多岐にわたっており、「月齢占い」とでも呼ぶべき性質を帯びている。性格や人格は「愛」の多少という側面で測られているのが特徴といえる。また病んだ場合の重篤度や寿命の長短という繊細な問題についても、きわめて明快で断定的な言い方をしているが、これは預言者のならいであろうか。

さて、第一日目は、ヒルデガルトに従えば月の力がもっとも弱いからであろう、男女ともにあまり幸福な人生ではない。では月の力がもっとも充実する満月の日はどうであろうか。「男は自尊心があり、幸福である。引き受けた仕事に忠実であり、仕事に失敗することはない。体は健康だが、長生きはしない。女は称賛に値する存在で聖務に励んでいる時、幸福感に包まれている」というから、女性は修道女向きということだろうか。しかし男と同じく長生きはしないとなっているから、満月は必ずしも強健な体を贈るとは限らず、最良の日ではないようである。

全体を見渡して、男女ともに幸運な日というのはほとんどない。どうやらそれがヒルデガルト「月齢観」の特徴らしく、それはおそらく警句としての役割を負っていたからではないのだろうか。

男女ともに幸運と呼べる日が少ない中で、十日目だけは唯一、ともに良き日のようである。

「十日目に胎に宿った男は誠実かつ正直で、有能である。身体的にも恵まれていて健康であり、長生きするであろう。女は正直者で、人々にとって愛すべき存在である。ユリの花のように魅力的で正直、幸福な生涯を送る。病気に罹りやすいがすぐに回復し、長生きするであろう。」（「第十日」389P）

性格・健康・長寿に恵まれたこの十日目とは対照的に、男女ともに最悪な日がある。それは二十日目である。

「二十日目に胎に宿った男は邪悪であり、強盗や殺人者になる。この男は簡単には病気にならないが、罹ると重篤となり、長生きはしないであろう。女は反逆者や破壊者となり、故意に人に毒を盛るような者となる。精神に異常をきたしやすいが、長生きはするであろう。」（「第二十日」393P）

二十日目に生まれた男女はともに反逆者となる！　こうした辛辣な「予言」が果たしてどこからやって来るのか、この一連の文章からは不明である。

さて、こうして全体を俯瞰してみると、「受胎に適した時」とは「月満ちる時期」であることに間違いはないが、胎児の「幸運」についていえば、それは月が満ちるほどに良いという単線的なものではないようで、だから「月相を見極める」といっているのだろう。

十日目が男女ともに最良の日であるということは、十日目の、まだ満ち切っていない中庸の月が、人の性には適っているということになるのだろうか。ヒルデガルトには「両極を排して中庸をとる」というところがある。この日の月を「十日夜」と書き、「とおかんや」と読む。旧暦十月十日が「とおかんや」である。

第11話

出産と永遠の力

Ⅰ　星を抱く女

エデンの園のある日の朝、アダムはエヴァを見つめていた。完全な英知に包まれたアダムは、その時、エヴァの中に子を生む母の姿を見た。すべての星々をその内に抱く天上のように、穢れなきエヴァの胎は、その内に人類という星々を抱いていたのだ。

『病因と治療』ＢＯＯＫⅡ「エヴァ」の項に描かれるエデンの園の、この情景は美しい。だが、この美しさはやがて危うい光景に変わることを、私たちは知っている。『病因と治療』の中の、この短く圧縮された記述は、実は『スキヴィアス』第一部第二のヴィジョンを下敷きにしている。（図11）

不思議な絵である。画面右下に描かれた二本の木――知恵の木と命の木は、ここがエデンの園であることを示唆している。画面下段中央に描かれるのはアダム。美しく輝く素裸のアダムは、ぱっくりと口を開けた湖から立ち昇る深紅の業火に耳をそばだて、あやかしの囁きに聴き入ろうとしているようにみえる。アダムの左脇腹から生まれ出た、輝くように白い雲は、最上部に描かれた天上の星々を内に取り込んだように無数の星々を孕んでいる。この白い雲こそはエヴァその人、そしてエヴァの胎を象徴している。

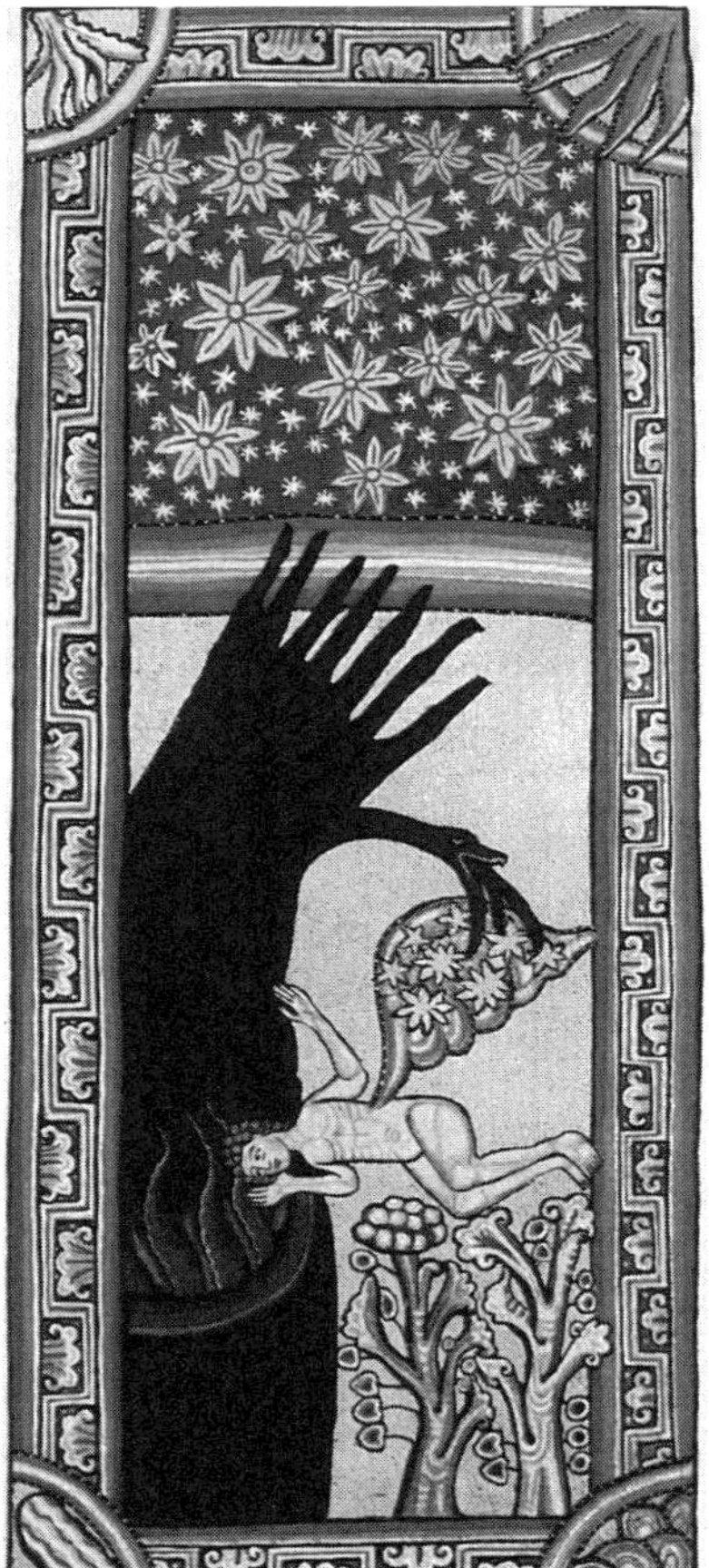

▶図11『スキヴィアス』「堕落」

「穢れなきエヴァは人類という星々をその胎に孕みもっていた」のである。人類最初の母は、その母性において、天上の象徴であった。神が宇宙を孕み、出産し、創造したように、エヴァはその胎に人類を孕み、そして生む力を与えられたのだ。エヴァの子を生む力に、ヒルデガルトは重ね絵のようにして世界を創造する神の力を見ている。だから、とヒルデガルトはいうのであろう。——神が「生めよ、増やせよ」と命じられた時、エヴァは生みの苦しみを経験することなく、子どもを生むことができたのだと。

湖の口からはひどい悪臭を放つ煙が地霊のように立ち昇っており、そこから怪しげな形相—蛇の姿をした悪魔が現われ出ている。この悪魔の形相は、金色に輝く明澄な世界の只中にある白い雲—エヴァにその邪悪な黒い息を吐きかけている。この絵は、エヴァの罪の原因が、自らがリンゴを口にしたことにあるというよりはむしろ、悪魔が黒い息を吹き込んだことにこそある、ということを強く示唆しているように思える。

エヴァは悪魔の吹きかけるこの息に感染し、そしてそれを受け入れたのだ。こうしてエヴァは原初の、祝福されるべき出産とは別の、苦いものを経験せねばならなくなったとヒルデガルトは考えている。そしてアウグスティヌスも、やはりこういっているのだ。

「罪を犯さず、死に至る病に感染していなければ、最初の人間は情欲なく子を孕み、苦痛なく子を産んだであろう。」

アウグスティヌスにとって「生みの苦しみ」とは、情欲、死と並んで、原罪に起因する三つの罰の一つであった。しかし「もしアダムがエヴァより先に犯していたら、人類に救いはなかったでしょう。エヴァが先に犯したから、罰はこの程度で済んだのです」と言い放つヒルデガルトは、女の生みの苦しみの只中に、ただ苦しみだけを見ていたわけではないのではないか。以下、その点に触れたいと思う。

Ⅱ　生みの苦しみと永遠の力

「子を生む時、女は大きな恐れと慄きに襲われる。すべての女はこの恐怖に慄く。血管は大量の血を注ぎ出し、器官のすべての接合部は傷を負う。涙と叫び声を挙げ、女は子を生むのである。」（「出産」206P）
女は聖書にある通り、苦しんで子を生まねばならないのだ（『創世記』3-16）。その痛みは「時の終わりに大地が変わり果てるほどの痛み」であり、その只中で女は子を生まねばならないとヒルデガルトはいう。ここで女の生みの苦しみは、終末の苦しみにたとえられている。
男の射精。ヒルデガルトにとってそれは、四元素のすべてがその則を超えた時に起こるものであり、だから元素のすべてが反乱する終末の時にたとえられた。こうして男は、射精のたびごとに、小さな終末を経験することになるのだが、女もまた出産の時、その陣痛において小さな終末を経験することになる。

ここにヒルデガルトが「終末」という時、それは「永遠の命をうるための生みの苦しみ」（『スキヴィアス』Ⅲ－12）でもある。だから、子どもという命を得るための生みの苦しみは、ここで「永遠の命をうるための苦しみ」に同定されていても不思議ではない。終末は生みの苦しみの初め。だがこのたとえはヒルデガルトに特有のものではなく、新約に貫かれている響きでもある。

「民は民に、国は国に敵対して立ち上がり、またあちこちに地震や飢饉が起るであろう。これらは生みの苦しみの初めである。」（『マルコによる福音』13－8）

こうして終末は生みの苦しみにたとえられるが、終末を司るのが神であるように、この生みの苦しみを司るのもまた神であるとヒルデガルトはいうのであろう。

「出産が差し迫ると、胎児の入った器が割れる。アダムの脇腹からエヴァを生み出した、あの永遠の力がすぐさま現われ、女の体の隅々を駆けめぐる。すると女の体のすべての関節はその力に巻き込まれ、自らその力に助勢して関節が開く。胎児が出てくる間、関節は開いたままに保たれるが、出産後は前の状態に戻る。胎児が出てくる間、胎児の魂は、この永遠の力を感じて幸福である。」（「出産」154P）

ここに「永遠の力」（vis aeternitatis：the power of eternity）という言葉が二度、現われる。この言葉が『病因と治療』の中で使われるのは、この二か所を含め、全部で三か所のみである。三つ目は次の文脈の中にある。

「母親の子宮から子どもを生みだすあの永遠の力が、男と女を一つの肉とするのである。」（「再び妊娠について」156P）

こうして「永遠の力」とは、女の体の隅々を駆け巡ってすべての関節を開き、母の子宮から子どもを生みだす力のことであり、それはとりもなおさず、アダムの脇腹からエヴァを生み出したあの力のことである。そしてさらにまたそれは、男と女を一つの肉にする力、すなわち受精を促し、受胎させる力であることを意味している。

そして最後に、産門をくぐる胎児の魂は、母と自分に働くこの永遠の力を感じとって幸福感に満たされているのだという。システム化され、計量化された現代の病院分娩では、おそらく感じとりにくいであろうこの「永遠の力」とは、いったいなんだろうか。

旧約・新約を通して、同一の言葉はパウロの書簡に一度だけ使われている。「世界が造られた時から、目に見えない神の性質、すなわち神の永遠の力と神性は被造物に現われており、これを通して神を知ることができる。」（『ロマ書』1－20）

永遠の力は被造物に現われており、その力を感じとることを通して、私たちは神を知ることができるのだとパウロはいう。「永遠の力」とは、すなわち神の顕れのことである。神の恩寵を受け、命の息である魂は胎児の体を絞り出す。陣痛の苦しみの只中に、ヒルデガルトは神の顕れをまざまざと感じ取っていたということではないか。そしてまた子どもの産声にこそ、永遠の力を賛美する命の叫びを聴いていたということではないのか。現実の出産は、生まれ来る子どもが幸福感を抱くほどにのどやかではないと聞くが、ヒルデガルトの時代の出産は、母子ともに、文字通り、命がけの大事業であったろう。それでもなお、出産という生の門で、私たちは神を身近に感じることができるのだとヒルデガルトはいっているのではないか。生と死の二つの門。その鍵は命の主である神に属している。

Ⅲ　難産と処方

『病因と治療』の中で体液状態や肥満によって難産が予測されるケースが、いくつか扱われている。

「矢のように鋭いグッタをもつ虚弱な体液の女は、たいへんな苦しみとともに出産する。出産時、体液は嵐のようになり、腫れや潰瘍が胎児の出口を塞いでしまうため、大変な苦しみとともに出産する。」（『妊娠と出産』210P）

ここにいう「グッタ」とは「軟らかな多孔質の肉をもち、その肉が強いワインや度重なる飲酒に浸りきっているような人は、グッタと呼ばれる病気に罹りやすい」と説明されているが、「矢のように鋭いグッタ」以下の記述を現代の産科学に照らしてみれば、ここは「糖尿病」を指すと理解していいのではないだろうか。糖尿病をもつ女性の出産は、今日においてなお母子ともに多くの困難を抱えると聞く。

次に妊婦が肥満している場合。胎児の産道は肥厚して塞がっており、その陣痛は激しいものになると記されている。

「多くの胎児が体液の混乱と母親の肥満によって窒息することがあり、本来の産道が塞がれると死産に至ることもある。」――これはヒルデガルトの経験であろう。

一方、ひどく痩せていても虚弱ではない妊婦の場合は、産道は塞がっていないので難産ではないとされている。

ヒルデガルトは分娩中の投薬についても注意を喚起している。

「分娩中、女は危険な状態にある。こうした時、女に薬を与えるのは危険である。過剰な体液や肉の肥満、あるいは差し迫った衰弱などにより、苦しんでいるからである。過剰になった体液を抑えようとして薬を投与すると、胎児はかえって危険に晒されるので控えるべきである。例えば分娩時に芳香植物やハーブを使いたがる人がいるが、子どもはその蒸気と芳香成分によって窒息してしまうので避けるべきである。」（「妊娠と出産」211P）

以上は体液過剰な妊婦に対する処方上の注意であるが、そういう体液状態ではない妊婦の陣痛が激しい時の処方は、次のように指示されている。

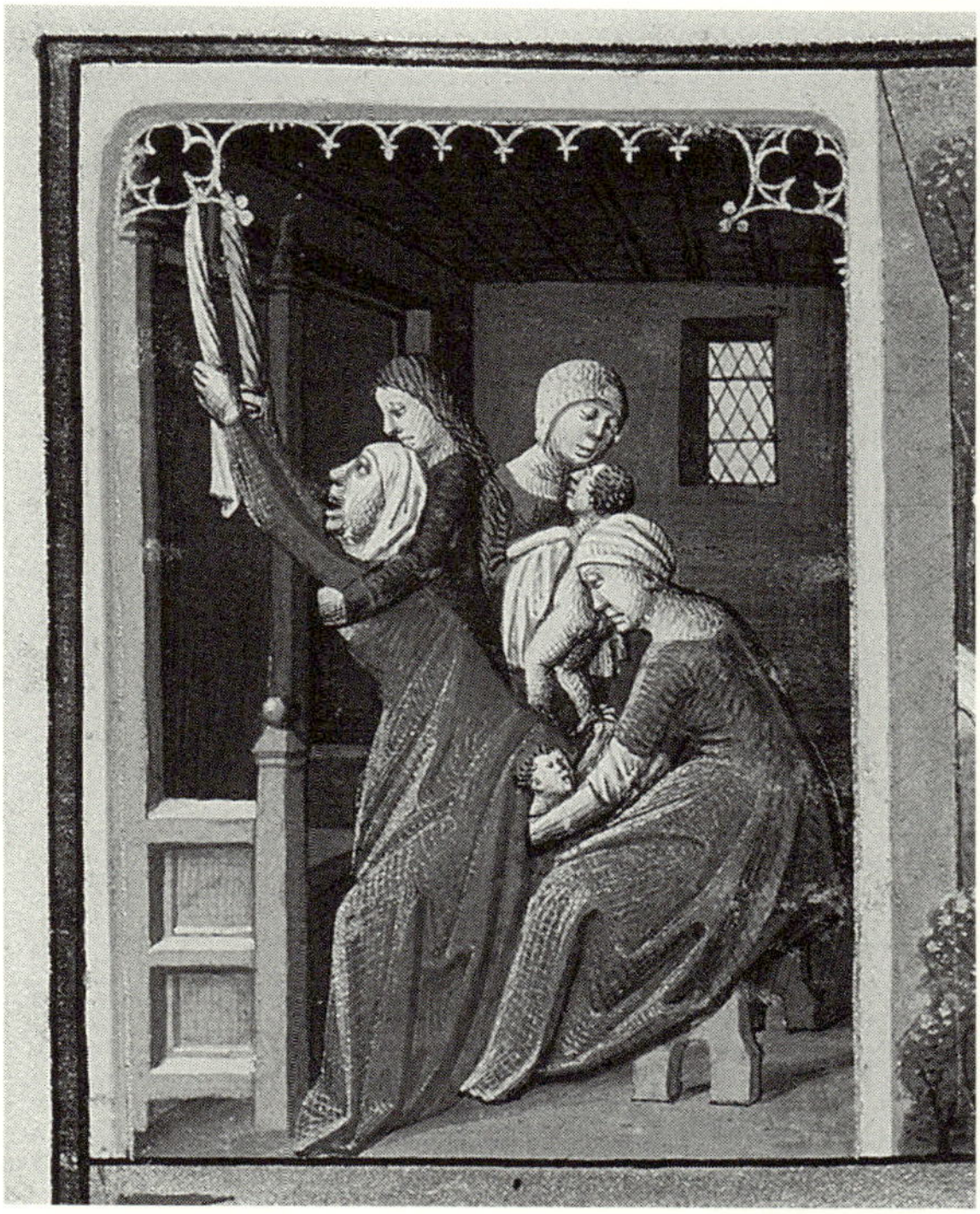

▶図12：中世の出産

「出産時、妊婦の陣痛が激しい時には、フェンネルとウスバサイシンを水で煮たものを用いる。水気を絞って温かいままのハーブを腿と背中の周りにあてて布で結わえ、緩やかに固定する。こうすることで陣痛の痛みは和ぎ、閉じた子宮は穏やかに、また容易に緩んでくる。」

——ここまでの記述は『フィジカ』の「フェンネル」の項と同文であるが、『病因と治療』では、その処方の根拠が以下のように加筆されている。

「悪性の冷たい体液によって妊婦の体は収縮し、塞がれることがある。火にかけられた水の甘さから引き出されたフェンネルとウスバサイシンの穏やかな熱は、痛みが強い腿や背中を覆うことで、収縮した箇所を開く作用がある。」（「難産」３２０Ｐ）

陣痛を和らげるのに碧玉（ジャスパー）を使うという特異な処方もある。

「陣痛が始まったら、碧玉を手にずっと握りしめておきなさい。そうすれば空中の悪霊が母とその子に害を及ぼすことはない。サタンは子が母親の産門から出る時、その子の汗に舌を伸ばし、母親のみならず子をも誘惑しようとする。悪魔が息を吹きかけたところに碧玉を当てなさい。」（フィジカⅣ「碧玉」）

「産門から出る時、悪魔はその子の汗に舌を伸ばし」という記述は、前項「Ｉ星を抱く女」で見た「堕落」の図――白い雲（エヴァ）に舌を伸ばし、息を吹きかけようとする蛇の姿をほうふつとさせる。だがこの「碧玉」の処方でヒルデガルトは、悪霊が人に入り込む重大なタイミングとして、出産という、命の生まれ出る特殊な瞬間があるのだということに、強く注意を喚起しているように思われる。しかも悪霊の誘惑は、母親に対してだけでなく、生まれ来る子どもに対してもなされるのだということを。

「悪魔のこの敵意は、命を孕み、命を生み、命の糸を引き継ぐ母とその子への嫉妬である。」――バーバラ・ニューマンはその著『ヒルデガルト・フォン・ビンゲン―女性的なるものの神学』の中でこう述べている。

医師であり巫女であるヒルデガルトの魂は、陣痛に苦しむ妊婦の周辺――空中に浮遊し隙を窺っている悪霊の気配を、祈りのうちにじっと感じとっていたのではないか。ヒルデガルトの全身が感応するこの霊の気配と、それと対峙するヒルデガルトの魂との、激しく静かな相剋を、例えばあのルドンが描き出せば、それは一幅の絵となるであろう。

第12話

夢と無意識

I　夢と無意識

「夢は無意識がいおうとしている、なにか特別のことを表現している。」（ユング『人間と象徴』）

こういったのは二十世紀のユングである。無意識は夢において姿を現し、夢において語る。すなわち、無意識は意識の単なる付属物ではないのだ。意識から分離してしまった心の深部にある本能的な層は無意識として残っており、無意識下のこの古層は人間がまだ動物に近い時代の心を、いわば「原始心像」として留めていると。ユングがこれを「集合的無意識」と呼んだのはご承知の通りである。このユングにとって、夢もヴィジョンも、それはともに無意識からのメッセージであった。

このユング心理学が現れるはるか八〇〇年の昔、この「無意識」に対して冷静な視線を注いだ人がいた。幻視者ヒルデガルトである。

無意識を語るフィールドとしては、ここでユングに従えば、やはり夢が格好の場といえそうだから、ヒルデガルトの「無意識」の語り初めに、まずは幻視者の「夢」の記述から始めよう。

「体が眠っている間に、魂が真実のことや未来に起きる出来事を見るということがある。そしてそれは、時と

して正夢となる。」（「夢」１７５Ｐ）

心に邪念がなく、肉に欲望の火照りがなければ、魂は真実の夢を見、あるいは未来を予見するであろうと、夢を語るヒルデガルトの記述に迷いはない。迷いのないその根拠はなにか。それは「人間の魂は神に由来している」という、単純なこの一点にあるように思われる。

「太陽が昼の光であるように、目覚めている間、魂は肉体の光であるといえよう。月が夜の光であるように、眠っている間もまた、魂は肉体の光であり続ける。眠っている人の体が適切なバランスを保っており、髄が働いて体を適切な体温に高めていさえすれば、邪悪なことや、やっかいな振る舞いに走ることはない。魂の知的な能力に妨げがなければ、人は頻繁に真実のヴィジョンを見る。」（「魂の働くさま」１７６Ｐ）

ここに主語は魂である。魂は起きている間も眠っている間も、肉体の光であり続ける。光であるこの魂の知的な能力に妨げがなければ、人は、魂のその自然な働きとして、睡眠時は夢として、起きている間はヴィジョンとして真実を見るのだということをヒルデガルトは自明な事のように語っている。

たしかに夢は、睡眠という無意識下の現われであるが、ヒルデガルト自身の経験するヴィジョンは、意識の完全な覚醒状態に「生ける光の影」の臨在として現れるという事実は注目しておく必要がある。ヒルデガルトのヴィジョンは、女性幻視者に多い脱魂状態――すなわち無意識状態で視るのではなく、意識も五感も完全な覚醒状態にあって真実を視るということである。もしそうであるとすればヒルデガルトのヴィジョンとは、ユングのいうような無意識の作用ではない。つまり意識下か無意識下か、という意識状態を基準にして、ヴィジョンか夢かという区別が成立するのではなく、魂が真実を視る目が、起きている間はヴィジョンとして、寝ている間は夢として視るということであろう。そして夢とヴィジョンに対するこの見方は、ヒルデガルトその人に固有なものではなく、旧約聖書―新約聖書に通底するものである。

いわく。「あなた方のうちにもし預言者がいるならば、幻をもって私（神）は知らせ、夢をもってこれを語るであろう。」（『民数記』12－6）

そしてパウロもこういっている。「（世の終わりの時には）あなた方の息子娘は預言し、若者は幻を見、老人は夢を見るであろう。」（『使徒行伝』2－17）

ユングが「人間がまだ動物に近い時代の原始心像」と呼んだものは、ヒルデガルトにあっては「魂の記憶」にあたるであろう。なぜなら人間は全被造物の総括体であり、こうして魂は全被造物の記憶をおのが命の記憶として留めているからである。こうして魂の記憶には、ユングのいう「集合的無意識」も、当然ながら含まれているということになる。

II　意識と無意識

ユング派の精神科医マイヤーはいっている。「無意識に語らせるには、意識が沈黙しなければならない。」（『夢の治癒力』）

そうだろうか。意識にしろ、無意識にしろ、その働きの主語は「魂」であり、ヒルデガルトにあっては、意識と無意識の両者に、さしたる区別はないように思われる。なぜなら、ヒルデガルトの中で「意識」とは、現代の私たちがそれを「私」という主語と勘違いするほどに、「意識」にそれ程大きな位置を与えていないからである。

たしかに『病因と治療』の中で「意識」という語は、ほんの数回登場する。それは日本語の文脈からして「意識」と表現するほかない時の訳語なのだと考えていただければよい。それはプリシラ・トゥループの英語版ではawarenessと訳されている箇所であるが、そのラテン語原文はscientiaである。通常、私たちが「意識」という時、それはやはり脳の働きを指していると思うが、ヒルデガルトの身体思想の中で、「思い」が属するのは、脳ではなく心臓なのである。「心臓で思いを弁別し、思いを広げる。この思いの力が脳まで上昇すると、脳はその力をそこに留める。」(「魂の居場所」193P)

脳は心臓の思いを切り取り、留め、固定する作用の場にすぎない。心臓こそが魂の座なのである。この魂の知的働きをいう時、ヒルデガルトはscientiaという語を選び取っている。それはしかし今日いわれる「知識」という狭い意味ではなく、「知恵」とでも呼ぶべき、魂の知的作用の全体を含む語と考えてよい。だからそこには、意識も無意識も、当然のように含まれているといえよう。

「目覚めている間中、さまざまな活動に携わっていた魂は、眠っている間に意識(scientia：awareness)—魂はこの意識とともに体内で機能している——を導き出し、点検する。それは体のさまざまな働きに邪魔されない夢の中で、魂が視力を導き出し、点検するのと同じである。」(「夢精」174P)

これは睡眠という無意識下に起こる「夢精」を記述した箇所であるが、ヒルデガルトによれば、男性の夢精は髄の過剰な熱を鎮めるための、いわば魂の調整作用なのである。けだし、眠りと覚醒を司るのは魂であり、その魂が司る睡眠中の出来事、すなわち無意識下の身体生理である夢精も、魂が意識を導き出し、点検した結果ということになるのだろう。夢精が罪として責められた時代にあって、これは卓見と呼ぶべきではないだろうか。

III　無意識と身体の生理

ユングは夢を「無意識の自己調整作用」といった。「夢の一般的な機能は、微妙な方法で心全体の平衡を取り戻させるような夢の材料を産出することによって、心理的な平衡を回復させる試みである。」（ユング『人間と象徴』）

だからユングは精神分析上の重要な「事実」として夢を用いたし、その弟子マイヤーは、古代ギリシャ期の、一人、神殿に眠り、夢による治癒を求めた、いわゆる「夢の治癒力」を最終医療として取り扱った。だがヒルデガルト医学に、夢を診断の素材あるいは治療の方法として用いるという記述はない。おそらくそれは、ユング派が治療対象とした「精神の病」が、ヒルデガルトにとってはまごうことなき肉体の病、あるいは悪霊の作用にすぎないものとして捉えられていたからであろう。ヒルデガルトの観察眼は「精神の異常」のみならず、「宗教的異端」さえも体液の乱れとして看破する。したがって悪霊の働きを含めた精神の病とは、なべて体液の異常、すなわちこの肉体の病ということにほかならないのである。

ちなみにかのガレノスは、神医アスクレピオスに傾倒して夢を診断に用い、夢の命令に従って手術を執り行ったといわれている。だがこの側面でのガレノスの影響を、ヒルデガルトの中に見出すことはない。

私たちが今日、「無意識」と考える身体の諸反応も、ヒルデガルトにとってそれは魂の直接的な働きに過ぎない。例えば寝苦しさを感じ、寝返りを打つというようなことが時おりあるが、それは無意識下で魂が働いている証なのである。

「自分の脇腹やその他の部位を下にして寝ていると、寝苦しかったり、重苦しさを感じるようなことがよくあるが、魂はこうした圧迫や自然に逆らうなにかを感じ取ると、自分の力を集中させ、髄から送っていた風を呼び戻し、その人を目覚めさせる。」（『魂の覚醒』１７８Ｐ）

くしゃみもまた、血液と体液を目覚めさせるための魂の働きということになる。

「血管中の血液が眠りこんだ状態で、体液までが鈍く無気力な状態にあると、魂はこのことを感じ取り、くしゃみという動作によって体全体を目覚めさせようとする。こうすることで血液と体液とは目覚め、正常な状態に戻ることができる。」（「くしゃみ」２４３Ｐ）

ヒルデガルトの記す「くしゃみ」のこの働きは、旧約聖書『列王記』の中にも認められる。

「そしてエリシャは寝台に上がって子どもの上に伏し、自分の口を子どもの口に、目を子どもの目に、手を子どもの手に重ねてかがみ込むと、子どもの身体は温かくなった。彼は起き上がり、家の中をあちこち歩き回ってから、ふたたび寝台に上がって子どもの上にかがみ込むと、子どもは七回くしゃみをして目を開いた。」（『列王記』下４－34～35）

くしゃみと同じく、あくびもまた魂の無意識下の働きなのだが、おもしろいのは「もらいあくび」も魂の働きとして描かれていることである。

「ある人が活発に変化し始めたり他の仕事を始めたりすると、魂はその変化からくる疲労感から、再び中休みする。しかし別の人も疲れていてあくびをするのを見たりすると、その人の魂も体を離れたがっている時にやるように、自然に反応する。こうしてあくびをすることで、人の口は開くのである。」（「あくび」２５９Ｐ）

例えば修道院長が、あくびの連鎖を懸命にこらえる修道女たちの姿を目にしたとする。この時彼女はその精神の弛緩を咎めるのではなく、疲労を伝える魂の、これは粋な合図なのだと合点していたと想えば、なにやらそこにはほほえましい眼差しがあるように思われる。

私たちが無意識にしている「伸び」もまたそうで、なんらかの倦怠を感じ取った魂が、体と血管をこわばらせるためにそれは起きるのだという。

「体の中に悪い熱があり、有害な体液が溢れ始めると、その人は体の鈍重感と精神の倦怠感に苛まれるようになる。魂は自然にこれを感じ取って不快感に襲われたようになり、こうした変化から少しばかり身を退く。そして魂が体を離れる時にやるように、体と血管を少しこわばらせ、こうして伸びをするのである。」（「伸び」260P）

だがその一方で、「しゃっくり」や嘔吐は、ヒルデガルトの中では純粋に肉体の生理的反射として捉えられていることは興味を引く。

「しゃっくりは胃の冷えから生じる。胃の冷えは肝臓にまとわりつき、肺の周囲に向かい、心臓の力までもが激しくかき乱されるようになる。こうして口から音を伴ってしゃっくりが出る。」（「しゃっくり」260P）

先に魂の働きとして見た「くしゃみ」や「あくび」と、これら「しゃっくり」や「嘔吐」との間に、どのような区別があるのか、そこのところは判然としないが、ヒルデガルトの思想の中には事象を神学的に捉える分野と純粋自然学として捉える分野との「ゆらぎ」のようなものがたしかにあり、ここもまたその一つの現われとして、私たちは寛容に理解しておけばよいのではないだろうか。

ヒルデガルトの関心の中心はいつも、「意識している時も、無意識の時も、魂は肉体の光である」ということの一点にある。神に出自をもつこの魂に、だからすべてを任せよと、彼女は繰りかえしいうのであろう。ラインラントの視幻者の目は、意識をもたない野の一草の低みにおいて、深く鎮まっていたはずである。

第13話

感覚―世界との交わり

Ⅰ　正しい感覚

ヒルデガルト七二歳の時であったか、悪魔憑きと呼ばれた一人の女性ジグヴィッアの集中治療にあたったことがある。その症状は次のように記録されている。

「取りついた悪魔の働きにより、理性ある魂の全域は黒い煙で覆い尽くされている。高い知力をもって行われる祈りは阻害され、正しい感覚と行動も奪われてしばしば叫び、見苦しいふるまいをほしいままにした。」（『聖ヒルデガルトの生涯』要約）

ここで「正しい感覚」が失われているという記述に注意しよう。ヒルデガルトの診立ての中で「感覚が正しく機能しているかどうか」は、望診の重要なポイントなのである。

ジグヴィッアのような症状の場合、体液の中でいったい何が起きているのか。「とり憑かれた人々」の項では次のように捉まれている。

「泡だった粘液と生ぬるい粘液のリヴォルである乾いた体液あるいは湿った体液が、その適正な度合を越えると、その人の魂がもつ知識は感覚作用や味覚とともに衰え、消失する。」（「とり憑かれた人々」１３９P）

乾いた体液、あるいは湿った体液の過剰は魂のもつ知識を曇らせる。だがそれだけではない。「感覚の衰えと消失」という端的な症状として現れるのだ。わけても「味覚」が特定されて記述されている点は興味深い。おそらくヒルデガルトは食事中のジグヴィツアの、とりわけその味覚の異常の有無を冷静に観察していたということであろう。心身の深刻な異常は、まず味覚の異常として現れるということは、病を負った者は経験的に知っていることである。

「体は味覚をもち、味覚は喜びを感じとる。」(「魂の注入」151P)

これは、喜びを失った心は味覚の喜びをも失うということでもあるのだろう。年若い女性ジグヴィツアは心深く喜びを失っていたのである。

II 五感の働き

ヒルデガルトが五感の働きに触れた記述の中でも、非常に印象的な文章が『神の御業の書』の中にある。

「かくして神は全被造物の力によって人間を強め、創造の武具を締めるようにして被造物を人間に授けられた。すなわち、人間が全世界を見ることで知り、聴くことで理解し、嗅ぐことで区別し、味わうことで養われ、触れることで支配する。こうして人間は神こそが全被造物の真実の創造主であることを知るのであり、年経る蛇の誘惑にたとえ幾度も遭おうとも、神に逆らおうなどとは決して試みないであろう。」(『神の御業の書』第一部第四の幻視–97)

ここに述べられる五感は、通常私たちが考える常識、すなわち「感覚とは感覚器官の受信した外的刺激に対する反応としての心的現象」といった理解とはまったく位層を異にすることに、私たちは気づくであろう。

『スキヴィアス』の中でヒルデガルトは次のようにいっている。

「五感はそれを通して人間が三位一体の神を理解し、感じ取るために、神の力によって与えられたしるしである。」（第四の幻視－１０２）

体が魂の道具でないのと同じく、感覚は魂の道具ではない。体が魂の働きと一体であるように、感覚は魂の働きと一体のものである。感覚を自らの開かれた窓とする魂は、元素を通して外的世界―被造物と交わり、この交わりにおいてこそ、その始源である三位の神を感じとれるようにと、神は五感をそのしるしとして人に与えられたのだ。

人間の魂は火の性質をもっており、この火によって魂は視覚や聴覚、あるいは同様の機能を駆使して人間を動かしている。この火は五つの力をもっているが、それは人間の五感に等しく、激しい熱、冷、湿、空気、そして運動性という五つの力を現す。こうして火は視力において熱を、嗅覚において冷を、味覚において湿を、聴覚において空気を、触覚において動きを現わすことになる。

『神の御業の書』の「第四の幻視－98」には、五感のそれぞれの本性が詳細に綴られている。五感のうち、視覚は第一に位置する感覚であるとヒルデガルトはいう。人は視覚によって世界を知り、責任をもって世界と向き合うであろう。第二の感覚である聴覚は理性の翼であり、聴いた言葉を理解する。少し不思議なことだが、この聴覚の異常は胃の状態に関連づけて述べられる箇所が『病因と治療』にはある。

「胃の調子が悪い時、胃から粘液が広がり、頭にまで達することがある。そこでこの粘液は耳に落ちていき、聴覚を混乱させる。」（「聴覚」１９０Ｐ）

味覚は他の感覚よりもより完璧に、自分を元気づけるものの力を知っている。八月がもっとも力に満ちた偉大な月であるように、味覚によって人は、自分に好ましく活性化してくれるものを選び取るという。嗅覚は生命の奥深い記憶を想起させるとともに、事物を区別する力をもつ。そして最後に触覚は、被造物を秩序付け、成就する力である。

私たちは神を直接見ることはできない。しかし神の創造された世界、神の創造された全被造物と、五感のすべてを通して交わることを通して、私たちは被造物の根源である神を知ることができる。ここがヒルデガルト自然観想の心髄であろう。一本のユリの命の中に、ヒルデガルトは命の主である神を観る。こうして五感とは、神の創造した世界を通して人間が神を知り、神と交わるための感覚器官であるということができる。人は五感のすべてを動員して世界と交わり、世界を孕む存在として、創造に参画せねばならない。

III　花を嗅ぐアダム

▼アダムの堕落

ここに一枚の絵がある。それは『スキヴィアス』第二部第一の幻視を描いたもので、通常、「創造され、堕落し、贖われるアダム」と呼ばれている。（図13）

神は天地を創造された。星々を抱く暗黒の帯の中央に位置する円は創造の六日間を表す。これはその六日目、人を造られ、すべての業を終えられてのちのことである。

「優しい一陣の風とともに、あの輝ける火炎は、草に降りる露のようにして、男に一輪の純白の花を差し出した。男はその香りを鼻で嗅いだが、口で味わうこともせず、両手で触れることもなかった。」

戦慄すべき光景の、あまりに可憐な描写というべきだろうか。これはエヴァを得る前の一人の男、アダムに

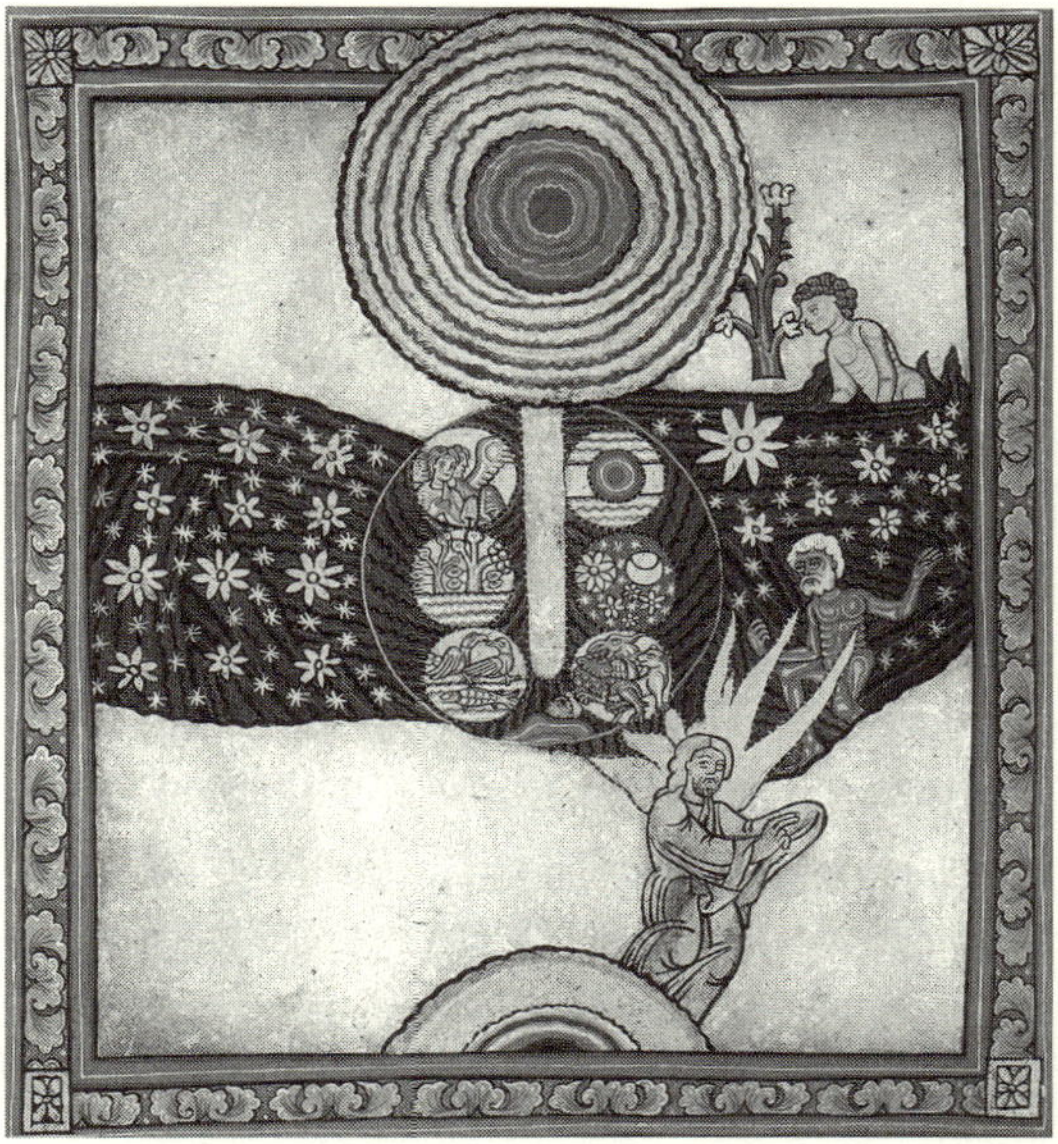

図13▶「創造され、堕落し、贖われるアダム」(『スキヴィアス』第二部第一のヴィジョン)

おいて、原初の罪が成立したその瞬間を描きあげたものである。花は、中心に水色の圏をもって波打つ黄金の円球に、その一端を触れている。円球は三位一体の神を意味する。ここに花は、神の与えた全被造物の命そのものを象徴する。と同時に、神が与えた「従順を定める甘美な掟」をも意味している。この「従順」とは、魂の内なる声に聴き入る従順であり、かつ、向き合う被造物の本性を感じとる力への従順でもある。なぜなら、被造物の本性とは、「御言葉《みことば》」の顕現であるからである。そして神の霊に始源をもつこの魂の知識は、五感のすべて――すなわち人間主体の全体性を通して、全存在としての被造物と交わることを通してのみ、顕れ出るはずのものだからである。神は人間と被造物をそのように創られた。

だが男は、その聖性、すなわち神の「御言葉」を鼻で嗅いだだけであった。なぜ「言葉」というのか。言葉とは響きだからである。この響きによって、全被造物は創られた。

ここに「鼻で嗅ぐ」とは、「何ものかの香を嗅ぐためにそれを鼻に引き寄せるように、神の与えた甘美な掟を自らに引き寄せた」ということを意味するのだと、ヒルデガルトは自ら解説している。それは神の囁きに対して耳を塞ぎ、自我の声にのみ従ったということだろう。男は、自分の頭に拠り立とうとした、ということもできる。

そして男は、花を口に入れて味わうことも、両手でそれに触れることもしなかったのだ。人は本来、味覚によって、自分を活性化してくれるものを選び取るはずである。だが男は、花自身がもつその好ましい内的な力を、口に入れることをしなかった。そしてまた男は、祝福の充満のうちに、両手の業でこれを成就することもしなかったのだ。触覚は被造物を秩序付け、成就する力であったはずである。

男は花を知るのに、その五感のすべてをもって花と交わるということをしなかったのである。ヒルデガルトにとって、これこそが原初の罪であった。「知る」とは、その全存在性を「孕む」ことを意味する。男が女を知るというように、「知る」とは、抜き差しならない全存在的な関係を意味する。だが男は鼻で嗅ぐのみで、それを通して他の被造物と花とを区別しただけであった。男の悲しさは、それを「知ること」だと思ったことである。

「このようにして男は、自分から道を逸れ、自分で這い上がることの叶わぬ深い闇へと落ちて行った」のである。(『スキヴィアス』II－1・8)

闇、すなわち堕落した世界の夜とは、神の御言葉に対して全身で響き返すことを放棄したことであり、神の掟に背を向け、もはや真の認識へと立ち帰ることができなくなったことを意味する。こうして男は、死の巨大な口へと落ちて行ったのだ。ヒルデガルトにとって堕罪とはなによりも、「存在の全体性の喪失」を意味する。そしてそれは端的には、被造世界と向き合う五感の部分化、あるいは衰退として表れるという捉みかたをしている。これはヒルデガルトに独特な堕罪論であろう。ここにエヴァは登場しない。

先に触れたジグヴィッツアの恢復後の姿は、次のように記されている。

「この世にある限り、彼女の魂と身体の感覚は健康に保たれた。」(『聖ヒルデガルトの生涯』)

病からの恢復はなによりもまず、五感の恢復として現れるという事実を、この記述は示しているといってよい。この時、五感の恢復とは、ジグヴィツアの旧の感覚に復することではなく、変容した五感、すなわち生み直された五感をもって蘇るということであったはずである。では、生み直された五感とはいったいどのようなものか。

▼五感の恢復

ここで再び図版に戻ろう。本来この絵は動画でしか表現しえないダイナミズムをもって生々流転する世界とその時間性を、一枚の静止画の中に描き留めたものである。闇の底には年老いたアダムがいる。そのアダムに向かって今、黄金の光をまとったイエスが立ち昇るようにして、アダムとその世界に登場しようとしている。イエスの足が触れる半円球は、絵の上部に描かれた創造の主——三位の神であり、平面的には上下二つに描き分けられているが、それはもちろん一つのものである。その描画の方法は、歴史的なイエスの誕生が創造の初めからの計画であったという時間的な循環を示すためであったか。イエスは、アダムと、彼の失った世界を贖う者として、時間性の中に顕現したのである。

ここに、イエスによって贖われたアダムとは、あるいは贖われることを通して生み直されたアダムの感覚とは、いったいどのようなものであったか。

私たちは死の闇の淵で、意識以前、感覚以前に、命そのものが息づいている姿をまざまざと見ることがある。その時私たちは、人としてものを見、人として音を聴いているのではない。見、聴きしているのは、自我としての私の感覚ではなく、無垢の、原初的な命それ自身のもつ感覚によってである。イエスはこの無垢の命に等しい。だとすればイエスの贖いとは、アダムに、原初の命の感覚を想起させること、そして命としての全体性を恢復させることにあったのではないか。

存在の全体性の恢復は、端的には命の感覚の恢復として現れるということを、ヒルデガルトは自らの死の深みにおいて、あるいは豊富な臨床経験の只中において掴み取ったのではなかったか。イエスの目である天上の目は末期の目に等しく、またそれは幼子の目に等しい。

「(時の終わりが来れば)彼らは生涯死を味わうことなく天に受け入れられた人々を見るであろう。そして地に住む人々の心は変えられて、新しい感覚を身に着ける。悪は拭い去られ、欺きは消え去るからである。」(『エズラ記(ラテン語)』6－26)

第14話

感情とは何か

Ⅰ 内臓と感情

怒りや喜び、悲しみ。こうした感情は、いったいどこから生まれてくるのだろうか。通常私たちはそれを頭—大脳から沸き起こるものと考えているように思われる。たしかに怒りを表現するのに「頭にくる」、あるいは「キレる」というのは、それをよく表しているのかもしれない。しかしその一方で「腹が立つ」ともいうではないか。怒るというのは頭に象徴される心的現象なのか、それとも腹に象徴される内臓感覚なのだろうか。

三木成夫は『内臓とこころ』の中でこの問題に触れている。

「キレる頭とはいうが、キレる心とはいわない。温かい心とはいっても、温かい頭とはいわない。」

ここから「脳＝体壁系、心臓＝内臓系」という見取り図を下敷きにして「心とは内臓波動である」という持論が展開されてゆく。三木の場合、心とは脳の働きではなく「体に内蔵された食と性の宇宙リズム」、すなわち「内臓波動」の各個体における現われとして捉まれているといってよい。ここでいわれる「心」という言葉を、その一つの現われである「感情」に置き換えれば、今私たちが問題にしようとしている「感情」も、三木にいわせれば「内臓波動の一種」ということになる。琉球語で「怒る」ことを「わじわじする」ということを最近覚えたが、これは怒りが腹中随所に沸き立ち駆け巡るさまを即妙に言い当てた内臓言語といってよく、三木の視線もこれに近いといえようか。

ヒルデガルト自身は、もともと「感情とは何か」という問題の立て方をするタイプではなく、一々の具体的な感情の因果を見極めてゆく人なのだが、あえていえばヒルデガルトの感情の掴み方も三木のそれに近いといってても誤りではないだろう。ここからヒルデガルトの感情論を具体的に見てゆく。

Ⅱ ヒルデガルトの感情論

ここで一つの例を示そう。

BOOKⅡに「悲しみと怒り」という小見出しがある。それは精神錯乱を起こすに至る「怒り」、そして「悲しみ」について触れた項である。

「人の魂は自分や自分の体に逆らうなにかを感じ取ると、まず心臓や肝臓を、そして血管を収縮させる。すると心臓の周りに霧のようなものが立ち昇って心臓を曇らせてしまう。この心臓の周りの霧が人を悲しくさせる。」(「悲しみと怒り」262P)

「逆らうなにか」を感じ取り、心臓や血管を収縮させるその主語は、脳や心臓ではなく、明確に魂である。「逆らうなにか」とは、「魂と身体の自然的な本性に逆らうもの」のことであるが、これを魂の基本感覚である「甘い」「苦い」という区分に照らしていえば、それは「苦いなにものか」であることを意味する。ここでいう「苦い」(amarus：bitter)という語は、魂及び身体の自然的な本性からのズレを感じとった時の魂の感覚のことである。魂は「甘い」「苦い」を一瞬のうちに識別する。

次いで「霧のようなもの」や「黒い煙のようなもの」とは、ヒルデガルトの魂の視力が捕らえた実体をもつ形象と考えてよいのではないか。こうした語はヒルデガルトの望診の中にしばしば登場するが、この霧や黒い煙のようなものが魂を覆い隠して魂を暗くする。魂の覆われたこの状態を、人は悲しいと感じるのだと、そう捉まれている。そしてこの悲しみから怒りが生まれてくる過程を次のように描写する。

「心臓を覆っていた悲しみの霧は、体液の中や胆嚢の周りに温かい蒸気を生み出す。この蒸気が胆汁をかき立て、この胆汁の苦みから怒りが生まれる。」（同上）

心臓を覆っていた悲しみの霧が体液や胆嚢を経て胆汁をかき立てると、この胆汁の苦みから怒りが生まれてくる。つまり怒りとは、通常私たちが考える脳の感情的反応——大脳皮質および大脳辺縁系の反応ではなく、直接的には胆汁の苦みから生まれる臓器的・体液的な反応であると、ヒルデガルトは明快にいう。ここに怒りとは、内臓の表出する原初的な言語であるといってよい。

さて、この怒りが治まらずに継続した場合、どのようにして精神錯乱が起きるのか。次にそのメカニズムが語られてゆく。

「怒りが治まらないと、心臓の周りの蒸気は黒色胆汁にまで達し、黒色胆汁をかき立てて黒い霧を外に送り出す。この霧が胆汁に浸透すると、胆汁から非常に苦い蒸気が生まれるが、この霧が脳にまで達すると、まずその人の頭を患わせる。ついで胃にまで下りてゆき、胃の血管と胃の内部を襲ってその人を錯乱状態に陥れる。こうしてその人は無自覚なうちに怒り出す。」（同上）

つまり、怒りは通常、先に見たように胆汁によって引き起こされるものだが、その怒りが治まらずに長く継続した場合、今度は黒色胆汁が作動し、それが引き金となって胆汁の中にさらに苦い蒸気が生みだされるという重大な変化が引き起こされる。度を超えたこの苦みが脳や胃に及ぶと、人は錯乱状態に陥り、この錯乱状態の中で無自覚なまま怒り出すのだと。ここで怒りは当初のものから質的に変化しているわけだが、この記述はジグヴィツアの症状をほうふつとさせないだろうか。ジグヴィツアは「全身を震わせ、叫びと咆哮とともに立ち上がり、以前にもまして荒れ狂い始めた。」（『聖ヒルデガルトの生涯』3－21）

ここで気をつけてほしいことがある。これまで見てきた記述の順序では「魂の不快感（逆らうなにか）」から出発して、「悲しみ」の霧が心臓を覆い、かき立てられた胆汁によって「怒り」が生起し、その「怒り」が治まらないままでいると、黒色胆汁が引き金となって「錯乱」に陥るというものであった。これを図式化すれば、「魂の不快感⇒悲しみ⇒怒り⇒錯乱」ということになる。だが実際の診察では、その逆のプロセスを経たはずである。つまり、症状として人の目に触れる「錯乱」から始まって、「錯乱⇒怒り⇒悲しみ⇒魂の不快感」という逆の経路を一歩一歩遡りながら、その下りきった一番奥に「魂と身体の自然的な本性に逆らうなにものか」の、その「なにものか」を明らかにしてゆく過程。これこそがヒルデガルトの「治療」ということの意味ではないのだろうか。そして現れ出るこの感情の連鎖を、臓器及び体液反応の連鎖として掴んでゆくというのが、ヒルデガルトに特有の身体論ではないか。それはほとんど唯物論的ですらある。

さて、最初に触れた感情の変化の記述に従ってその臓器的な反応の連鎖をたどれば、「魂⇒心臓・血管・肺⇒心臓⇒胆嚢（肝臓）⇒脾臓⇒胆嚢⇒脳⇒胃」ということになる。その連鎖は、本性からの逸脱に対する「魂の不快感」がほとんど電流のようにして全身の臓器を駆け巡る光景であるといってよい。ヒルデガルトは、怒りという感情を臓器総体の連鎖的な反応として捉まえていたということである。

ちなみに脳を理性的霊魂の座とするプラトンにおいて、心臓は脳と肝臓との対応関係を反映する部位であり、肝臓の獣的欲望に対する「理性」の反応が心臓の「怒り」として現れるという掴み方であった。つまり怒りや悲しみという感情は心臓に座をもつ霊魂の、理性に対立する作用として見ていたのだが、ヒルデガルトにあって感情は心臓にのみ位置するものではなく、心臓や肝臓や胆のう、脾臓、胃などという、いくつもの臓器や体液の連鎖的な反応として捉まれているという点は特筆すべきであろう。

次の記述はこれまで見た例とは反対に、魂が逆らうものをどこにも見出さない時の喜びと、その臓器的な反応の連鎖を示すものである。

「魂のもつ知識が自分の中に悲しいことや敵対的なもの、害するようなものを感じ取ることがなければ、心臓は花が太陽に向かって花開くように喜びを解き放つ。すると肝臓がすぐにそれを受け取り、胃が食べものを納めるようにして肝臓の内に納める。」（「喜びと笑い」２６６Ｐ）

喜びは食欲を増し、悲しみは食欲を減退させる。これは魂の感受性に従った臓器の自然な反応なのだろう。喜びとは、心臓、胃、肝臓が複合的に発する感情である。喜びに満ちて食事を摂る姿は、魂と体の恢復を示す重要なシグナルであったはずで、ヒルデガルト修道院の食卓は、先に触れた味覚のもつ意味を含め、重要な望診の場でもあったということではないだろうか。

Ⅲ　悲しみの根

「怒りは悲しみから生まれる。」

「胆汁とアダムの罰」の中で、ヒルデガルトははっきりとそう述べている。ではこの「悲しみ」とはいったい何を意味するのか。少し長いがその前後を引用する。

「アダムが神に背いた時、罪を知らない者の輝きは彼の中で消え失せ、かつて天上のものを見ることのできた彼の視力は失われた。そして胆汁は苦いものとなり、黒色胆汁は邪悪な黒色へと変化し、こうしてアダムはすっかり変質してしまったのである。彼の魂は自らに悲しみを引き寄せ、怒りの内に罪の責めから逃れる道を探し求めたのであった。怒りは悲しみから生まれる。かくして人間は、まさにこの最初の親から、悲しみや怒り、そして害をなすすべてのものを引き継いだのである。」（「胆汁とアダムの罰」261P）

アダムがリンゴを食べ、善を知り、悪を行った時、アダムのこの矛盾がもとで、彼の血の中で黒色胆汁が凝固した。この黒色胆汁こそは、「いかなる慰めも疑念で覆うという悲しみ」をもたらす源であった。すなわち、ここにいわれる悲しみとは、慰めも希望も疑念で覆ってしまうということであり、この状態に陥った者は、「天上的な命の喜びを感じることも、地上的な慰めに喜びを感じることもない」とヒルデガルトはいう。こうしてアダムの中で発生した黒色胆汁とは、原罪の記憶の肉体への刻印であると同時に、人はそれを体液として「まさにこの最初の親から」遺伝的に引き継ぐということを意味している。こうしてヒルデガルトのいう「悲しみ」とは、神から離反した人間が黒色胆汁とともに人が人である逆証のようにして、人間という存在の最深部にうずくまっているということである。

ここで再び先の引用に戻ろう。

「彼の魂は怒りの内に罪の責めから逃れる道を探し求めた。」

罪の責苦から逃れようとするアダムの中で湧き上がる怒り。この怒りとはいったい何に対する怒りなのだろうか。怒りの主語は魂である。魂はその働きとして人間的本性からの逸脱を言い当てるが、その逸脱を告げ知らせる最初の身体的反応が怒りであるということである。つまり自らの逸脱に対し、魂はいいしれぬ怒りを発する。そして怒りとして表面に現れた魂の、その不快感の始源には、楽園からの追放――堕罪以前の輝きを失ってしまった人祖のぬぐいがたい悲しみがあるということである。こうして怒りと悲しみとは、人性の本質に至る表裏の関係にあるということができる。これをヒルデガルトは「怒りは悲しみから生まれる」といった。

このことを逆から見れば、怒りは人間の自然的本性に「逆らうなにか」を探り当てる道中の一里塚であり、悲しみという人間的な本性に遡る旅程半ばの道標であるということもできる。つまり、継続した怒りの結果、症状として現われる「精神錯乱」とは、人の人としての悲しみの自覚に導く大いなる門であり、こうしてヒルデガルトにとって病とは、魂が身体的・精神的自然からの逸脱を言い当てる作用であると同時に、根源的な状態に戻ろうとする人間的本性の叫びでもあるということができる。悲しみを通して、本来自分は天に属するものであるのに、この世をさ迷っているのだということを悟った時、魂は血管を通して目に穏やかな涙を送るようになるのだとヒルデガルトはいう。「罪の悔い改めによって流される涙は、悲しみと喜びの混ざりあったものであり」、これこそがあらゆる病にとって治癒力の源泉となる「改悛」と呼ばれるものであろう。「悲しみを通して体と魂とが徳において一つであることを悟った時に流れる喜びの涙は、湧き出る泉のように穏やかで、歓喜と幸福に満ちているであろう。」

ヒルデガルトにとって「治療」とは、改悛を通してこの本性に立ち帰る手助けをすることであり、「治癒」とはその状態への恢復を意味しているのだろう。その治癒の兆しは、「喜びの涙」として証しされるはずである。

第15話

ヒルデガルトの診察室(1)望診

I 魂の姿

ヒルデガルトの診察の中で望診の占める位置は大きい。望診とは東洋医学で患者の体癖や動作、顔色、舌色、分泌物や排泄物などを目視して観察することをいい、現代医学ではCTスキャンや各種科学的検査にその座を譲った分野を指す。ヒルデガルトの場合も目や顔色、分泌物や排泄物の観察は重要な位置を占めているが、それらは特に「生と死の兆候」の判定基準、すなわち魂が体から離れようとしているかどうかを判断する時の重要な要素となっており、望診の対象は魂の状態であるということは、現代医学との対比の中で特筆すべきことといってよい。ヒルデガルトの望診は、魂の目で魂の状態を見るという、余人にはあずかり知れない特異性をもっているということである。

ヒルデガルト七二歳の時、ごく若い一人の女性の憑依された身体から悪魔を追い払うという実に困難な治療に従事したことは先に述べた。その治療は五十日間に及び、悪魔祓いの儀式をもって終止符を打つが、ヒルデガルトはその女性と実際に会うそのはるか以前に、しかもはるかな距離を隔てて、この女性の魂の姿を見ていたのだ。そしてその時点で基本的な診断は終わっていたといってよい。

「私は真のヴィジョンの中で、この現象はある悪魔によって一つの球の中に集められた黒い煙がその娘を覆いつくして暗くし、憑依したものであると見たのです。」

これはヒルデガルトの伝記に記された一節であるが、この黒い煙が魂のもつ本来の働きを覆い隠し、黒雲のようにしてその感覚と行動を曇らせている。ヒルデガルトにはそのように見えていたというのだが、彼女にとって人の魂がどのように見えていたかを示す表現はほかにもある。以下は『スキヴィアス』第二部第六のヴィジョンの記述である。

「そして人々が聖体拝領のために司祭に近づいて行く時、私はその人たちの中に五つの異なった姿があることを知った。ある者は輝く体に燃えるような魂をもっていた。しかし別のある者は青ざめた体に暗い魂をしていた。またある者は全身を毛に覆われた不潔な体をしており、魂は人間的な不浄という汚辱に満ちていた。さらにある者は全身を鋭い棘に覆われ、魂は癩を病んでいた。そして最後の者は全身に血を浴びて、その魂は死体のような腐臭を放っていた。」

以上を箇条書き風に整理すると次のようになる。

（1）体に光を、魂に炎をもつ人
（2）体は青ざめ、魂は暗く見える人――信仰において生ぬるく鈍い心の人
（3）体に剛毛を生やし、魂に多くの穢れをつけた不潔な人
（4）体が鋭い棘に覆われ、魂には癩が現れている人――心が怒りや憎しみ、妬みに覆われている人
（5）全身に血を浴び、魂は腐敗した屍さながらに悪臭を放っている人――血に染まった手で残酷な行為を行った人

これらの光景は聖体拝領という秘蹟に与っている時、すなわちイエスとの全存在的な交わりの時――鏡に映し出されるようにして明らかになる魂の紛れもない姿といってよく、この時、ある者には炎のような輝きが注がれ、他の者は暗雲に閉ざされたように暗くされていると書かれている。

これは神の目の観る恐ろしい光景――覆い隠しようのない素裸の人間の、真実の姿を見透かす神の眼差しにほかならず、そしてまたそれは、神の前に一人立つ、死後の審判を想わせる、此岸の厳しい光景でもある。

ヒルデガルトにあって、悪魔あるいは悪霊とは「魂の働きを覆い隠すもの」であるが、先のうら若き女性の魂の姿は、この五つの類型でいえば、二番目にあたるのだろうか。その姿は類型において「信仰において生ぬるく鈍い心の人」と補足されているが、彼女は治癒後、ヒルデガルトの修道院で修道女として生きたと伝えられている。

II　生と死の兆候

「極端にいえば、この人は死ぬか死なないかという、それだけ観ていれば、あとはたいしたことはないのです」と言い切ったのは野口晴哉であるが、切迫した死の兆候として、野口は次の三点を挙げている。

(1)　腰を下ろしにくくなり転びやすくなる。

(2)　鳩尾の禁点の硬結。(注:「鳩尾」とはみぞおちのこと)

(3)　第二頸椎の可動性が極端に少ない。

特に第二の「禁点の硬結」は四日以内の死を顕すという緊張度の高いものであるが、ヒルデガルト『病因と治療』BOOKV「生と死の兆候」の項にも、生と死の兆候が目、脈拍、血液、尿、便、皮膚、知性、声という多岐にわたって詳述されている。ここに生あるいは死の兆候とは、魂が肉体を離脱しようとしているか否かをめぐる観察であり、それは野口のいうように望診の極みであるといってよい。以下、各兆候を具体的に見てゆく。

▼目に現れる兆候

「体のともし火は目である。目が澄んでいれば、あなたの全身は明るいが、濁っていれば、全身が暗い。」（『マタイによる福音』 6－22）

目は天空に似せて造られている。その目は魂を映し出す鏡である。だから生と死の兆候を記述するヒルデガルトが、魂の露出した場所である目の観察から入るのは当然といえよう。

身体的に健康な人が純粋で澄んだ目をしている時は、命の徴をもっており、すぐに死ぬことはない。だが健康であるのに目に輝きがなく、荒れ狂った目をしている場合、それは死の兆候を表す。上の方が濃く下の方にガラスのような雲が認められない荒れ狂った目の人は、すぐ病気に罹り、やがて死ぬであろう。こうした人の視線には魂の力強さがないので、すぐにそれとわかる。

また病人の目が水槽のように輝いており、いくらか潤んではいるが目覚めたばかりの人のように顔が腫れている場合、その人は病気から回復できず、間違いなく死ぬであろう。魂は自分の火を目に現すので、目は輝いて見え、また魂の火は体を離れるにあたって炎を生むので目は潤んで見えるのである。これらのことは、魂が足早に体を離れようとしている徴であるとヒルデガルトはいう。

▼脈拍に現れる兆候

東洋医学の脈診では死脈をさらにその「脈の堅さ、速度、不規則性、浮沈」という繊細な識別の総合により、七つの脈象（雀涿脈・屋漏脈・弾石脈・解索脈・魚翔脈・蝦游脈・釜沸脈）に分けると聞くが、ヒルデガルトの場合その脈診は、臨床経験に裏打ちされた素朴な知恵という味わいをもつものといってよい。（参考：『脈法手引草』山延年）

ヒルデガルトは脈に魂の意志を感じ取るのだが、その基本は右腕にある。

「生死の兆候は特に右腕に認められるので、右腕の血管には細心の注意を払う必要がある。というのも、もっとも偉大な力は、常に働いている右腕にあるからである。左腕は働かないので、その兆候を示すにはやや鈍感である。」

魂が体を出ようとする時、関節は弛緩する。この関節部の血管が脈打つのは、死に向かおうとする時の激しい混乱の現われである。もし魂に体を出るつもりがなければ、いかに重篤な状態であっても、関節部の血管は静かで規則的な脈を打っている。

また何らかの病気で病床にあっても、右腕の血管が規則的にバランスよく脈を打っているなら、その人は生き永らえ、死ぬことはない。それは魂が血管を死に向けて突き動かしていないからである。

右腕の血管の脈が速く、脈動が止まない場合、その人は死ぬであろう。なぜなら体から離脱するほかないと判断した魂は、血管を説得してそれを突き動かし、自分を血管から解き放とうとしているからである。同じように速く脈打っている血管が一度か二度、正常な脈を打ち、その後また元の速さに戻るような場合、それは魂がこの脈の速度を通して、体を離れるのは難しいということを表しているのであり、それゆえその人は死なず、生き永らえるであろう。

▼血液に現れる兆候

主要に瀉血によって得られる血液は、その色及び濁り、黒色胆汁の現れによって判定される。血管から出た血が人の息のように濁った色をしていて、その色の中に黒い斑点があり、周辺部が蝋のような場合、神がその人の生命力を回復させない限り、速やかに死に至るであろう。濁った血の色は、冷えによって体液が死にかけていることを表している。また血中の黒い斑点は、黒色胆汁が死にかけていることの現れである。

血が蝋のような色ではなく黒く濁っている場合、神がその人の咎を解かれない限り、病から解放されることはない。これは深刻で危険な状態を表している。

しかしその人は死を免れるであろう。なぜなら黒色胆汁と体液は死に向かって突き進んでいるが、胆汁は動くことをせず、自らの場に留まっているからである。

▼尿に現れる兆候

尿はその色と濁りにおいて観察される。尿が毒や凝固した牛乳のように白く、その中心が紫と白のどんよりした雲のように見える場合、それは死の兆候であり、その人は死ぬであろう。同じような尿の状態であっても、その周辺部がわずかに澄んでおり完全には濁っていない場合、その人は重

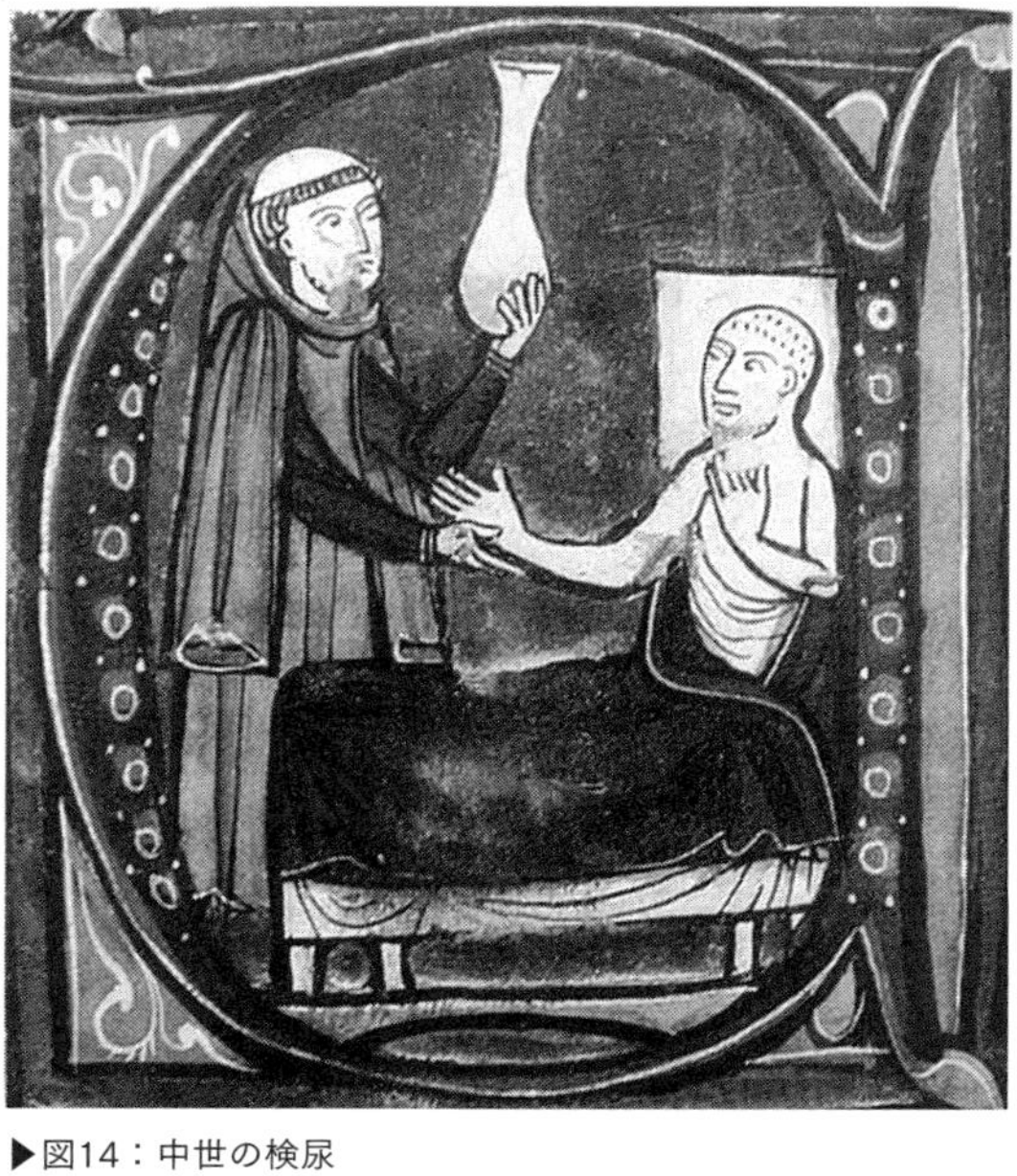

▶図14：中世の検尿

篤であっても辛うじて死を免れるであろう。周辺部が澄んでいて中心部が完全には濁っていないのは、体液がまだ完全には分離しておらず、互いにしっかり結合していることを表しているからである。

▼便に現れる兆候

死の兆候は便の色だけでなく、その臭いに現れる。便が黒くて乾いている場合、それは死の兆候を意味する。体液が死に備えようとする時、黒色胆汁が消化物を乾いた黒色に変えるからである。だが黒く乾いた便であっても通常と同じ臭いであれば、その人は辛うじて死を免れる。排泄物が黒く乾いているのは、黒色胆汁の働きが弱まっているからである。便の臭いが通常と異なる場合、それは死の兆候を意味する。腐敗が完全ではなく、適切な熱の働きが失われているからである。

▼皮膚に現れる兆候

皮膚は主に頬の色とその艶によって判定される。頬の皮膚の下に赤い色が認められる場合、それは命の徴といえる。しかし頬の皮膚の上に赤い色か、あるいは赤みがかった色が見えても、その赤みのため、その下の皮膚が見えない場合、たとえその人が健康であったとしても、これは死の兆候を意味する。

▼知性に現れる兆候

体が健康なうちは常に知恵があり、分別をわきまえていた人が、病気に罹ると心の中に怯えがあるかのように理性を失い、愚かしい状態が続く場合、その人はもはや生き永らえることはできず死ぬであろう。というのも魂は理性の翼を折りたたみ、出てゆく準備をしているからである。だがその人が突然以前の分別を取り戻し、それを継続して維持できるような場合、それは魂が以前のように理性の翼を広げ、再び命の徴を表したということであり、その人は辛うじて死を免れるであろう。

また体は健康であっても普段は愚かであった者が、病気に罹ると知性的になった場合、その人の魂は別の命のために知力と道筋を準備しているのだとヒルデガルトはいう。

ここでいう「別の命」とは、東洋的には「転生による別の命」を想像しやすいが、キリスト教的にはそれはありえないことなので、この文脈では「死後の永遠の命」を指していると考えてよいだろう。

今述べた人が病気の状態から突然元の愚かな状態に戻り、その後もずっとそのままでいるような場合、この人は辛うじて死から免れる。というのも魂は体の中の以前の場所、すなわち慣れ親しんだ状態に戻り、まだそこから離れようとしていないからである。

▼声に現れる兆候

声は重大な症状の表れであるといってよい。これという病気もなく健康に見える人の、それまではいつも明瞭であった声が時おりしわがれるようになった場合、それは死の兆候を意味する。それとは逆に、普段しわがれていて不明瞭だった声が突然、明瞭になり、それが続く場合、病気でなくともそれは死の予兆を意味する。

＊

繰り返しになるが、ヒルデガルトにとって死の兆候とは、魂が体から出てゆく準備をする兆しのことであった。

「魂は理性の翼を折りたたみ、出てゆく準備をしているのである。」（「死の兆候」３６８Ｐ）

ここに「出てゆく準備をする」のラテン語原文はexitum praeparatであるが、このexitum（exitus）という語は「出口、死、終わり」という意味だけでなく「結果、成果」という意味をもつ。その動詞形exeoは「出てゆく、立ち去る」という意味とともに「（芸術作品が）生成される、出来上がる」という意味を元々もっている。ヒルデガルトは、exitusをその原義通りの言葉の塊として、すなわち死を、すべての終わりではなく作品の完成として、人生を完成させる最後の出口として捉えていたということではないだろうか。臨死の光景は作品の最後の仕上げの瞬間でもあると思えば、死も希望である。

第16話

ヒルデガルトの診察室（2）瀉血と焼灼

I　瀉血について

▼体液病理説と瀉血

「病の所在は身体の個体部分にある」とした個体病理説に対し、「病の原因は主要な体液バランスの変調にある」とした「体液病理説」が成立したのは紀元前四世紀のギリシャ・コス派に遡ると前に述べたが、この立場に立つ医学の主要な治療法は瀉血と下剤であった。

ヒポクラテスは『金言集』の中で瀉血に触れて次のように述べている。

「静脈を力任せに切って完全に切断してはならない。メスは慎重に用い、静脈の半分だけを切る。これは困難なように思われるが、熟練すれば容易である。」

ヒポクラテスの後継者である二世紀のガレノスは「血液中の栄養素の残滓が炎症や化膿などの病因である」とし、その「残滓病理論」に基づいて、治療の中心は「血液本来の働きから疎外されている悪い血」と「身体部分に過剰に集中した悪い血」という二種類の瘀血《おけつ》を排斥し浄化することを目的とした瀉血、およびその緩やかな適用であるヒルの使用、そして吸い玉療法であった。

中世の多くの修道院において、「瀉血室」という特別な一室が設けられていたことはよく知られているが、体液病理説に立つヒルデガルト医療の中でも、ハーブ療法と並んで瀉血は主要な治療法であり、『病因と治療』においても相当の紙幅を割いて詳細に記述されていて、その臨床経験の豊富さを窺い知ることができる。

修道院の中でヒルデガルト自身、あるいは修道女がメスを片手に瀉血を施していたとは考えにくいが、中世医学史家シッペルゲスによれば、当時「静脈切り」と呼ばれ、市中で瀉血を行っていた風呂屋あるいは床屋とは区別されて、女子修道院には「女性瀉血師（minutoris）」と呼ばれた奉公人が存在し、独自の職務権限をもつ半自由民として修道院内で働いていたといわれている。

以下、ヒルデガルトの治療法として、瀉血、乱切法、吸い玉、焼灼の各種療法を見てゆく。

▼『病因と治療』にみる瀉血

「血管が血液で充満しているような時には、切開という方法によって、有害なリヴォルと消化によって生じた体液とを浄化する必要がある。血管を切開すると、血液はふいをつかれたようなショックを受けるが、最初に出てくるのは血液である。それに次いでリンパ（tabes）と血液の消化物質（digestio sanguinis）がいっしょに流れ出てくる。流れ出たものはさまざまな色をしているが、それはリンパと血液だからである。リンパが血液といっしょに出ると、その後にはきれいな血液が出てくる。その時、瀉血は止める。これ以上瀉血すると、よい体液も悪い体液も残りの血液といっしょに流れ出ることになる。」（「瀉血」２２６Ｐ）
ここで「リンパ」と訳したラテン語原文は上記に示したtabesで、その原義は「腐敗物」「毒物」を意味するが、ガレノスの「栄養素の残滓」にあたる「血液の消化物質」とは明確に区別されているので、文脈によりここでは、今日いわれる「リンパ」とした。瀉血は浄血を目的とする治療法であると同時に、健康を保ち、病を予防するための代表的な養生法でもあった。

▼瀉血の部位

瀉血は静脈を切るわけだが、その切開箇所についてヒルデガルトは細心の注意を喚起している。

「瀉血は頭部、正中、肝臓の三つの血管から行うようにする。」

これら三つの血管は、他の血管の長であり、礎のようなものだからである。小さな血管を切開することはほとんどない。正中とは体や四肢の中心をいう。図15はヒルデガルトの時代を少し下った十三世紀に作成された「静脈人間図」であるが、ここに細線で描かれた静脈の筋道が瀉血ポイントとなる。肝臓は人体腹部右側に五指に分かれた臓器として描かれているが、そこから延びる静脈が、ヒルデガルトのいう「肝臓からの瀉血部位」にあたるのであろう。

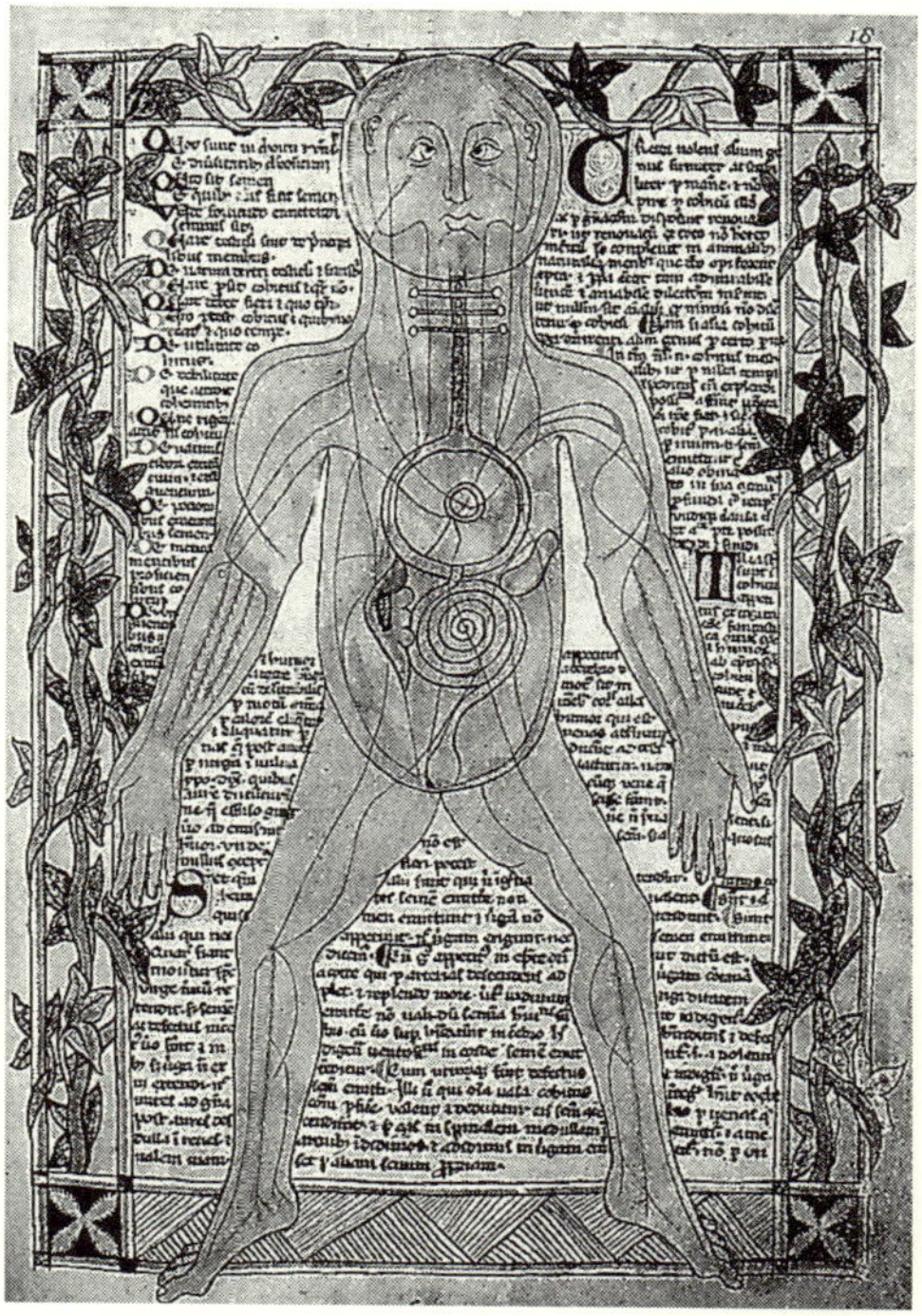

▶図15：「静脈人間図」

通常、瀉血を描いた画像に多く見

られるのは、図16のように腕からの瀉血であるが、ヒルデガルトの場合、「正中にある血管や肝臓の血管よりも、頭部の血管の方が体液は多いので、頭部の血管から瀉血する回数を多くした方が効果的である」と述べ、頭部からの瀉血を薦めているのは特徴的である。

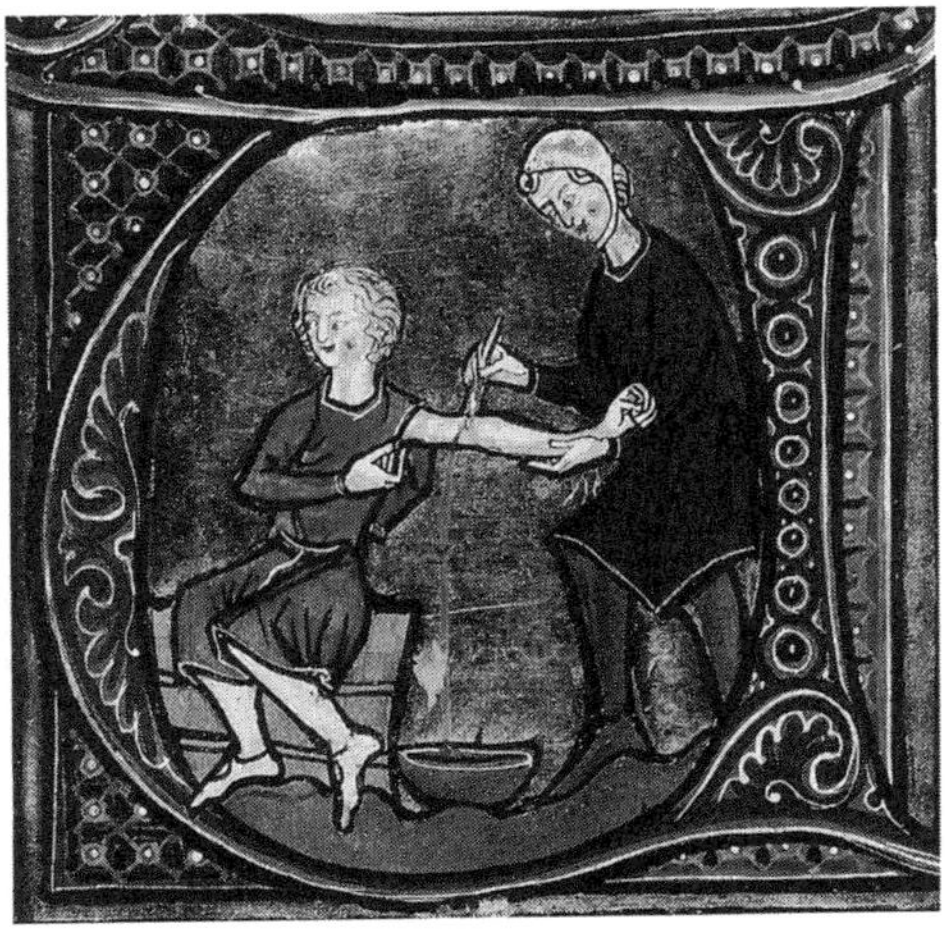

以上は瀉血部位に関する一般的な記述であるが、疾病に応じた瀉血箇所も指定されている。

「心に悲しみがあり、憂鬱な精神状態で脇や肺の痛む人は、正中の血管から血を抜く。心臓が痛む場合は右腕正中の血管から瀉血する。肝臓や脾臓に痛みがある場合、あるいは首や喉につかえを感じる人、目がかすむ人は肝臓の血管から血を抜く。正中の血管から多量の血を抜くよりも、肝臓や頭部の血管から相当量の血を抜く方が痛みは軽減する」としている。

▶図16：中世の瀉血

▼瀉血の時期

「木を剪定するには、月の満ちる時期よりも、月の欠けてゆく時期の方が安定している。月の満ちる時に剪定すると、樹液が増加して過剰となっているため、往々にして水分が流れ出てしまうからである。」（木の剪定

170P）

これは月の満ち欠けと木の剪定時期との関係を述べたものだが、瀉血に適した時期もこれと同じで「瀉血は月が欠ける時期に、つまり月が欠け始める最初の日、あるいはその二日目から六日目の間に行うとよい」。月が満ちていく時に瀉血すると、血液と混ざっているリンパが血液から分離しにくく有害となるので避けるべきである。

一日のうちで瀉血に適するのは「空腹時」である。空腹時、体内の体液はわずかに分離した状態にあり、バランスがとれているからである。食事をした後では血流が活発となり過ぎて体液が混ざりあっており、それを相互に分離するのは容易ではないという。

瀉血をした後は雑多な食品やローストしたもの、生の果物や野菜、あるいは強いワインは避けるべきである。強いワインは血液をかき乱し、精神を錯乱させる可能性があるので飲んではならない。またチーズは血液にリヴォルを補い、血液を毒するので避けるべきである。ヒルデガルトの食養生の中で、特に健康の回復期には、生野菜、生の果物と並んでチーズは避けるべき食品の一つとして挙げられている。（「食養生」325P）

瀉血の周期については、「体が強く健康で肉付きのよい人であるなら、三カ月に一度」が適正である。それは月が二度満ち欠けする間のことで、血は補われ、血管が満ちてくるからであるというように、血液の増減は月経と同じく、常に月の満ち欠けの周期を基準としている。

▼年齢と瀉血量

瀉血の周期と瀉血量は年齢と性別との関連で細かに指示されている。瀉血は若い人よりも高齢者に適しているが、それは高齢者の血は若い人に比べて多くのリンパを含むからである。

男の場合、十二歳から血管を切開することができる。しかし瀉血の分量は割ったクルミの両方の殻に入るほどにすべきで、十五歳までは年に一度とする。健康な男の瀉血量は、喉の渇いた人が一息に飲み干せる水の量と同じ程度が適量である。

体が弱い人の場合、極端な瀉血は体を衰弱させるので、中サイズの卵に納まる程度の量とする。こうした瀉血は四十歳までで、八十歳まで続けることができるが、八十を過ぎると血管を切開するのはむしろ害となるので避けるとある。「中サイズの卵」や「一息に飲み干せる量」など、ヒルデガルトの計量基準はたいてい身近で具体的なものだが、ハーブの量にしても硬貨一枚の重さが基準になっていて、そこには実用に耐える工夫が見える。

月経の存在に示されるように、有毒な体液と汚れたリンパは女性の方が多いので、女性の方が瀉血はむしろ必要である。二十歳を過ぎれば、女も男と同じように瀉血を取り入れるべきであるとされている。女性の場合、瀉血は「百歳まで続けてよい」とあるのは驚異的であるが、それだけ有毒な体液が多いということなのだろう。

男であれ女であれ、まだ身長も胸幅も自然に伸びている若い間は、血管を切開すべきではない。血管と血液がまだ自然に成長している時期に血管を切開し瀉血すると、かえって体を衰弱させるからである。それに加えて「性格と感受性に欠陥を生じさせることがある」という記述が続くのだが、その理由は示されていない。

（「乱切法」231P）

▼動物の瀉血

家畜に対しても人間と同様に瀉血が施されていた。馬や牛、ロバに瀉血を施す場合、体が丈夫で大きければ、水用ビーカー一杯分の血を抜くことができる。虚弱で痩せている場合は、体の大きさと衰弱の度合いに応じて、ビーカー半分までならば血を抜いてもよい。瀉血後は軟らかい飼料と乾燥した甘い干し草を与え、体力が回復するまで、二週間から一週間、あるいは四日間休ませるようにするとある。「水用ビーカー」なるものがどの程度の分量を指すのか定かではないが、相当な量ではないのだろうか。施術後四カ月目に入れば、同じ家畜の血管から再度、血を抜くことは可能である。しかし病気など必要に迫られた場合を除いて、それより以前に行うのはよくない。動物は人間に比べて有害な体液が多くないからである。

II　乱切法

乱切法は乱刺術ともいい、皮膚や粘膜の表層に無数の小切開を加えて行う療法で、局部瀉血の一種であるとともに、灸と同じように強力な免疫応答を呼び起こして免疫機能を増進させ、また止血、造血作用をも亢進させるといわれている。原理的には刺青の原型とも考えられる。

「この施術法は有毒な体液とリヴォルを減少させるので、どんな時にも有効である。リヴォルは特に皮膚と肉の間に多く存在するが、高齢者よりも若い人の方が多いので、この方法は若い人に適している。また乱切法は冬より夏に適している。それは冬に比べて夏は新鮮な食べものや新鮮な緑のジュースを多く摂るために、リヴォルを引き寄せやすいからである。施術は空腹時に行うべきである。心臓が弱まるのを防ぐために施術前に少量の食べものとワインを摂るのはかまわない。」（「乱切法」２３４Ｐ）

舌に痛みがあったり、潰瘍になった場合、リヴォルを排出するために小さなランセット［刺絡刀］か、針［植物の棘］を使って舌を切開する。歯が痛む時には、小さなランセットか棘を使って痛む歯の周辺の皮膚を切開する。こうすると腐敗物が排出され、気分はよくなる。

軟らかい脂肪質の人は、月に二度ほど乱切法によって血を抜くとよい。痩せている人は必要に応じて月に一度これを行う。

III 吸い玉

吸い玉は東洋医学では現在でも実際に行われている療法で、ガラス玉の中にアルコールなどで火を入れ、陰圧によって皮膚に吸着させ、有害な体液・瘀血を吸引させる方法をいう。現在では「カッピング療法」と呼ばれることが多いが、吸い玉の歴史は古く、中国、ヨーロッパでは数千年の歴史をもつ。ガラス器の生まれる以前は牛などの角、あるいは竹、陶器などの中空を利用して施術されていたので、「吸角法」と呼ばれることもある。

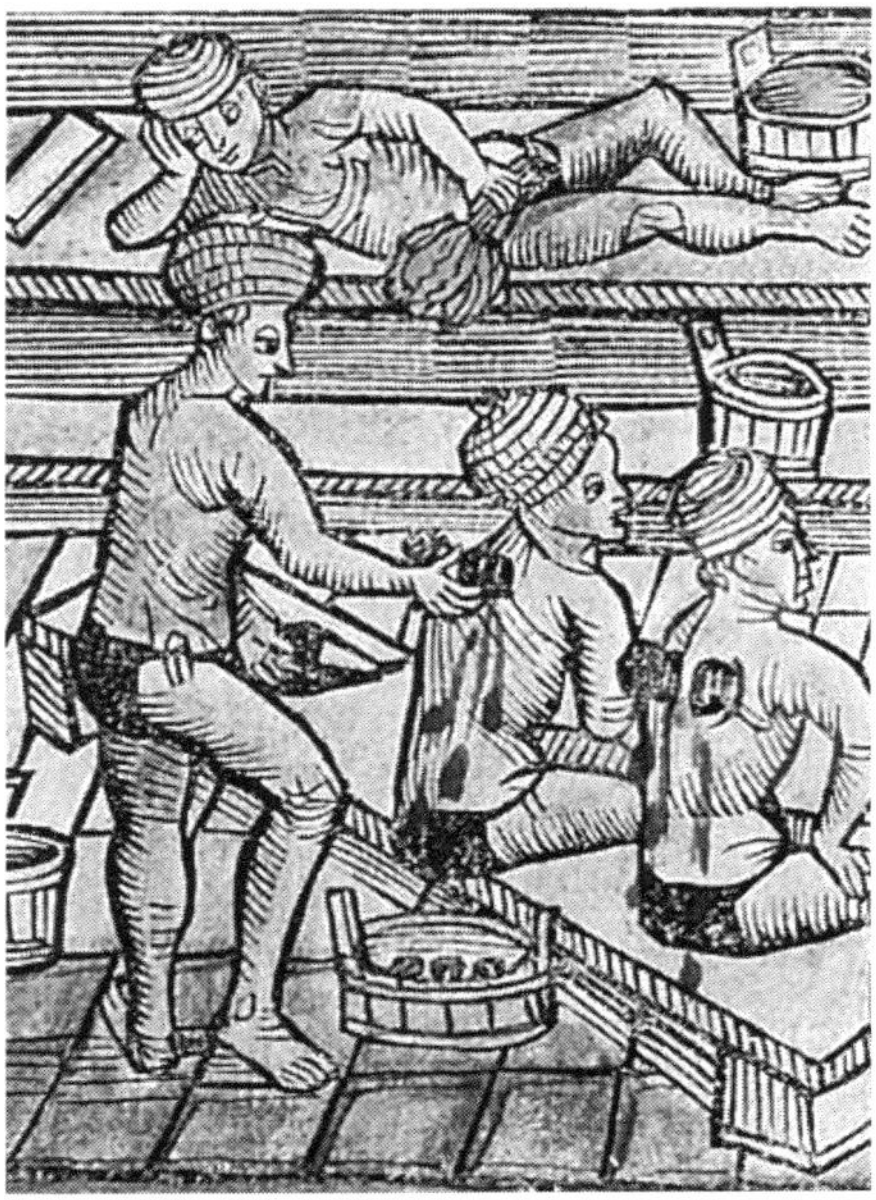

▶図17：中世の吸い玉療法

吸い玉の施術法には皮膚に傷をつけて瀉血する「湿角法」と、傷をつけない「乾角法」とがあるが、ヒルデガルトの場合、吸い玉の施術者を瀉血師（minutor）と呼んでおり、また吸い玉は瀉血の緩やかな施術法として位置づけられていることから、ヒルデガルトの施術は湿角法が中心であったと考えてよいだろう。（注：痛風の痛みを取る場合には「皮膚を切らない」という断り書きがある。）なお図17は風呂屋の瀉血師だが、出血を伴っているので、これは湿角法と思われる。

有害な体液により目、耳、あるいは頭部全体に疾患をもつ人は、首と背中の交わる部位に角か吸い玉をあてる。胸を患う人は肩胛骨に角を吸着させるのがよく、脇の痛む人は両の拳に角をあてるとあるが、拳の部位は不明である。脚が痛ければ鼠蹊部に角を吸着させ、鼠蹊部が痛ければ尻と膝の間――腰部に角をあてる。吸い玉や角を使って血を抜く場合、現在の吸い玉療法では脊椎の両側に相当数のカップを取り付けるが、ヒルデガルトは「一度に三個、あるいは四個以上を同じ部位に当ててはならない」としている。

Ⅳ 焼灼療法

「焼灼療法」という用語は現代医学においても復活し、医療現場でも使われているが、それは肝臓癌や乳癌などの治療において、高周波のラジオ波を用いて熱を発生させ、腫瘍を壊死させる治療法のことを指している。

ヒルデガルトの時代の焼灼療法は、私たちの知る世界でいえば「灸治療」の一種と考えてよい。温熱刺激によって生体機能を亢進する働きを期待したものであり、ヒルデガルトは「焼灼療法は、皮下の体液とリヴォルを減少させ、体に健康をもたらすので、施術者に判断力さえあれば、常に有効かつ有益である」と記している。日本でいうもぐさの代わりに用いられるのは、アザミや麻の髄を乾燥させたもの、あるいは亜麻の布屑で、これらのものは他の可燃材より穏やかな熱をもっており、皮膚だけを焼くこの療法には適っているとされている。肉に達するほど焼くとリンパが流出し、かえって健康を損なうので厳に慎むべきことはくり返し強調されている。

焼灼療法は若い人より高齢者の方が向いているとされている。高齢者は体液を排出するための熱を自分自身ではもっていないので、焼灼療法を施すには夏の方がよい。一方、若い人の血は夏と同じく熱いので、焼灼療法は夏よりも冬の方がよいとされている。

成人で太っている人の場合、焼灼療法を一年間続けたら、その後、半年間は休む。痩せている人の場合、半年間続ければ半年間休み、さらに治療を望む場合は他の部位に施術する。体の同じ部位に長期にわたって施術すると、その部位の肉が膿漿を集めて衰弱し、硬化するので避けるべきである。

第17話

ヒルデガルトの診察室（3）処方

I　響き合うもの

早朝の薬草園に降り立ったヒルデガルトが、朝露に濡れた黄金色のコストマリーを摘もうとしている。それは高熱に苦しむ患者のためのものであったが、ヒルデガルトの指がこのハーブを選びとるその判断の根拠はいったいどこから来るのだろうか。私はふとそう思うのである。それは古代ギリシャやアラビア医学の集積の上に立つ修道院医学、あるいはゲルマン民間療法の「知識」と経験からくるものなのだろうか。

二〇〇八年発行の『病因と治療』ラテン語版編纂者ローランス・ムリニはその序文で、同書に影響を与えたと思われる薬草学あるいは自然科学の書として『ハーブの薬効』(De viribus herbarum ／ Macer Floridus)や『ハインリッヒの概論』(Summarium Heinrici)、サレルノ学派によるいくつかの概論、コンスタンティヌス・アフリカヌスの翻訳書等の名を挙げている。たしかに薬剤に関する膨大な知識がヒルデガルトの中で蓄積されていたことは、その著『フィジカ』を見ればよくわかる。しかしその上でなお、ある患者のある症状に、ある特定の薬剤を選び取るということが、ヒルデガルトの中で、どのような経路をたどって可能だったのかという

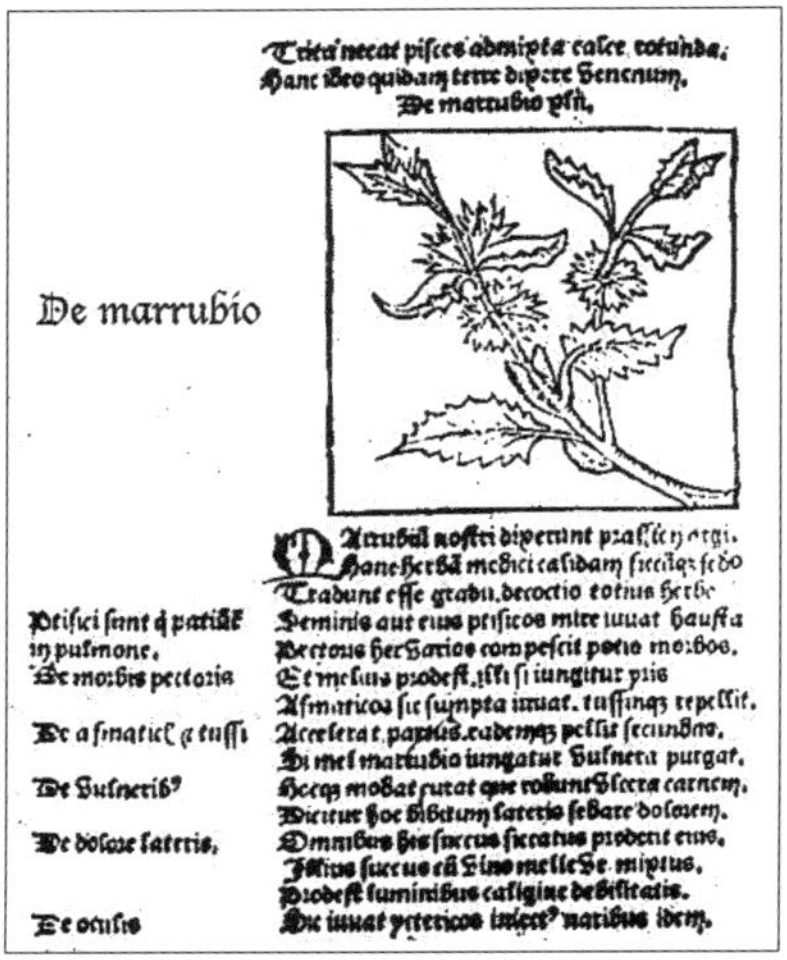

▶図18:『ハーブの薬効』(De viribus herbarum)より「ニガハッカ」の項⇒『病因と治療』には「胃の蒸気による頭痛」に同名のmarrubioで登場する。)

疑問が、いつも私の中にうずくまっている。

もしヒルデガルトの処方がこうした知識の引き出しから、統計的な手法をもって、いわば自動的に導き出されるものであったとすれば、ではなぜ彼女はＢＯＯＫⅢ「治療法（１）」の冒頭に、「神の啓示による以下の治療法」とわざわざ書きつけたのだろうか。しかもそれは一度だけではない。さらにその巻末に「これまで述べてきた種々の病気の処方は神の啓示による」（３１４Ｐ）とふたたび書きつけている。すなわち、処方は神から来るものであると。

おそらくハインリッヒ・シッペルゲスも同じ疑問を抱いていたのだろう。

「古来の慣習から多様に受け継がれてきたヒルデガルトのすべての調合法のうちに、それでもなお彼女自身の経験が見うけられる。そこにはたえず彼女の雰囲気が感じられる」と彼は書いている。（『ビンゲンのヒルデガルト』／Ｈ・シッペルゲス）

だがここでいわれる「彼女の雰囲気」とは、単に「経験の積み重ね」からくる味わいということだけを意味するのだろうか。それはやはり、ヒルデガルト医療に独特の、先のことわり書きにある「神の啓示」という、一種異格の雰囲気を示唆しているのではないのだろうか。

春五月、私の小さな菜園では今、ナスやトマト、キュウリなどの夏野菜が育ち始めている。様々な野菜がこじんまりと並ぶ菜園の中で、なぜあの、テントウムシよりも小さなウリハムシが、その針の先ほどに微かな脳をもってして、まったく迷う様子もなく、ひたすらまっすぐにキュウリを目指してくることができるのだろうか。なぜ隣のナスやトマトではなく、はるかかなたの遠くから、磁石に吸い寄せられるようにして一直線にキュウリに向かってくるのだろうか。

コストマリーを選び取る瞬間、ヒルデガルトは神に祈り、聖霊の助けを借りて読み解いていたのだろう。神の御言葉は被造物の中に造り込まれている。これを被造物の本性と呼べば、ヒルデガルトはコストマリーの本性を感じ取り、読み解いてゆくはずである。それは命の芯に神を観る「観想のひと時」と同じ質のものであり、あるいはまたエデンの園で野の獣、空飛ぶ鳥に名をつけたアダムの、知恵の木の実を食べる以前の魂と同質であるといってよい。この時、アダムの呼んだ名とは、被造物の本性だからである。

ハーブの本性は、まず端的には、温・冷・乾・湿という四元性として現れる。ヒルデガルトにとってこの四元性は、被造物を構成する火・空気・水・土という四元素の組成として捉まれる。その一方で患者の体液状態が把握されてゆくはずだが、ヒルデガルトのいう体液とは粘液の四類型のことであり、それは四元素に基礎づけられている。これはヒルデガルト体液論の際立った特徴であることは繰り返し述べてきた。火は乾いた粘液を、空気は湿った粘液を、水は泡立つ粘液を、土は生ぬるい粘液を生み出すが、患者の体液状態として現れるこの四元素の組成的な優劣配置は、ヒルデガルトの場合、血や尿・便などの実証的な情報から把握されてゆく。こうした自然科学的な手法を通して患者の心身状態を総合的に把握するというプロセス――東洋医学で「証を立てる」と呼ばれるプロセス――が、「啓示に導かれ」といわれるヒルデガルトの診察の前提にある。このことは軽視すべきではない。こうして掴まれた体液状態――元素群の優劣配置に対して、響き合い、響き返す元素組成をもったハーブを特定して選び取る過程、すなわち病む体の元素的な組成とハーブのもつ元素的な組成の響き合いを聴き取り、選び出してゆくという方法の回路が、ヒルデガルトの魂の中には、ウリハムシの嗅覚のようにしてあったのではないか。この独自性こそが、シッペルゲスのいう「彼女の雰囲気」だったのではないか。この最後の選択を経て初めて、『フィジカ』に収録された五一二種にのぼる生薬の知識は意味をもつのであり、その逆、つまり知識が先に来るのではないということは、知識というものに対するヒルデガルトの基本姿勢であるように思われる。かのウリハムシを突き動かしているものも、小さな脳の中の微塵の知識だけではなかったはずである。キュウリの本性に対し、ウリハムシの本性が同一の波長をもつ音叉のように響き返し、こうしてかの昆虫はまっすぐに導かれているのではないだろうか。

『生の功徳の書』の中に次のような一節がある。

「咲き乱れる草花はその香りを野に放ち、石もまた輝きを放ちます。神の造られたすべてのものは、それぞれの本性に従って充足した姿を現しているのです。地上にあるすべてのものは、人間に奉仕し、また嬉々としてその本性を捧げて良き業を完成させてくれます。私（misericordia：慈愛）は大気の中で育つ最上の香しいハーブ、潤いに満ちた緑の命。その脈管は緑に溢れ、こうして私は誰をも救うことができるのです。それは私が、世のすべてのものを人に奉仕するように造られた神のあの最初の言葉──FIAT（「成れ」）とともに生まれたからです。私は病めるすべての者を癒し、健やかにする力。私の言葉は痛みを癒す香油なのです。」（『生の功徳の書』I－17）

言葉の業は緑滴り、光り輝く緑から天地は創造された。この御言葉こそが緑の命であり、治癒力の源でもある。そして神の母性の温もり、すなわち「慈愛」こそは、すべてを癒す香油であるとヒルデガルトはいう。全被造物の要約体である人間は、自らの内にすべての被造物を孕み、その元素的な組成のすべてを孕みもっているが、このことこそが人間に対し、外なる被造物が薬剤として働きうる内的な根拠となるということではないか。

『シラ書』は次のようにいう。

「主は大地から薬を造られた。分別ある人は薬を軽んじたりはしない。一本の木によって水が甘くなり、木に備わる力が明らかにされたではないか。」（『シラ書』38－4～5）

II ヒルデガルトの薬剤

▼単方と複方

漢方用語に従い、一種類の生薬を単独で用いるものを「単方」、複数の生薬を調合したものを「複方」と呼べば、ヒルデガルトの処方が基本的に「複方」を主流にするのは漢方と同じであるが、かといって単方がないわけではない。

例えばもっとも単純な処方でいえば、「しゃっくり」に対しては湯に溶いた砂糖を用い、肺の痛みには水で煮たラングワートを、といった具合である。だが同じ肺の痛みに対して複方の処方も存在する。

「セイヨウネズのベリーとその倍量のマレイン、マレインの倍量のナッシロギクを良質のワインに入れて加熱する。それを壷に入れ、細かく刻んだ生のエレカンペーンを加える。これを布で漉したものを二、三週間の間、空腹時に少量ずつ飲むようにする。」（「肺の痛み」302P）

複方として処方される生薬相互の作用―反作用を、ヒルデガルトがどのように把握していたのか。その端的な例を「下剤」に見ることができる。下剤は体液論の中では瀉血に次ぐ基本的な治療法であるが、その製法は次のようになっている。
「ショウガとリコリス、ガジュツを粉末にし、同量の砂糖を加え、その半量の小麦粉にソープワートの乳汁を少々加えたものでケーキの固まりを作り、これを暑すぎもせず、寒すぎもしない三月、あるいは四月の日光で乾燥させたものを用いる。」（「下剤の服用」３２４P要約）
ショウガは乾姜、リコリスは甘草の名で漢方でもよく使われる生薬で、乾姜は身体を温め、気を揚げ、肺機能を補うとされている。甘草は脾及び気虚を補い、他の薬物との調和性が高いため、漢方でもよく使われる生薬で、薬の中心という意味で「国老」の名をもつ。
ガジュツ（我朮）は、日本の家庭薬では胃腸薬として配合されることもあるが、漢方ではあまり使われていないようである。その薬効には「腹痛、便秘、下痢のいずれにも効果がある」とあり、これを下剤の調剤に用いるヒルデガルトの処方とも一致する部分があるが、彼女は各生薬の効用とその相互作用について次のように述べている。
「ショウガの熱とガジュツの冷は体液を集めるように働き、砂糖の熱と湿は体液を保ち、湿り気を与える。小麦粉の熱と力は体液が過剰に流れるのを防ぎ、ソープワートの乳汁は、その冷性により、穏やかに、また巧みに体液を排出する。」（同上）
単純化すれば、ショウガ、ガジュツ、砂糖、小麦粉は体内のよい体液を保つように働き、ソープワートは悪い体液を外に排除するように働く。
ソープワートに該当する漢方生薬はないようだが、ヒルデガルトはソープワート単独の使用については「よい体液を保つためのハーブの抑制バランスが効かなくなり、よい体液も悪い体液も外に排出してしまう」ので避けるべきだと述べている。

ヒルデガルトの体液説は、四粘液相互の弁証法的な運動系であり、それは小宇宙の運航を思わせるダイナミシズムをもつものであるが、この体液状態に対応する調剤も、やはり生薬相互の運動系の中で捉まれているといってよく、そこには漢方の調剤思想に通じるものがあるように思われる。

ちなみに漢方では薬の構成を「君臣佐使」といい、主なる生薬である「君薬」に対して、それを支え効果を高める生薬を「臣薬」と呼び、佐薬、使薬を監視する働きをもつとされている。佐薬は君薬を補うと同時にその過剰な働きを抑制する。使薬は直接病巣に作用すると同時に、各生薬相互の働きを調和させる役割をもつという。この基準に従えば、先に挙げた「下剤」の調剤に登場する生薬——ショウガ・リコリス・ガジュツ・砂糖・小麦粉・ソープワートがどのような構成関係に当たるのかという点は専門家の判断を仰ぐほかないが、生薬の偏りを調整し、毒性を抑え、より安全に、より効果的に薬効を発揮させるべく設計された漢方生薬の構成思想は、刻々変化する体液状態に対応しようとするヒルデガルトの調剤法にも通底するものがあると考えてよいのではないだろうか。

▼薬剤の種類

ヒルデガルトの処方する薬剤の形態は、煎じ薬・丸薬・膏薬・貼り薬・薫薬など多様である。唾液や粘液、鼻汁に用いられる丸薬の製法は極めて複雑で秘伝の趣すらあるが、それはキンミズヒキ、コロハ、ゼラニクム、カヤツリグサ、エゴノキ、シダの六種のハーブを粉末にして豆粒大の丸薬とし、それにクサノオウの液汁を浸したのち日光に晒して乾燥させるという手の込んだものである。（「唾液と鼻汁の浄化」321P）

この丸薬にはクッキー状のものも含まれるが、例えば「嘔吐」に対して処方されるクッキーは「クミン、胡椒、ルリハコベの粉末を小麦粉と混ぜ、卵黄一つと少量の水を加えて天火で焼く」。（「嘔吐」335P）

また赤痢に苦しむ人は「卵油と純粋な小麦粉で作った小さなケーキを食後に摂る」というように、ほとんど料理に近いものもある。（「赤痢」336P）

「虫に体を食われた人は、粘土にチョークを混ぜ、酸度の高いワインを加えて薄いモルタルのようなものを作り、これを鳥の羽とともに患部にあてる」という貼り薬もあれば、その五日後の処方には、「アロエとその三分の一量のミルラを潰し、新鮮な蝋を加えて軟膏を作り、これを麻の布に塗り、十二日間患部に貼っておく」という軟膏の処方もある。（「虫に対して」356P）

あるいは健忘症に対して「イラクサをすり潰して液汁にし、それに少量のオリーヴ・オイルを加えたものを作り、就寝時、胸と額に塗り込む」という塗薬も登場する。（「健忘症」329P）

またいかにも女性らしい処方に「燻薬」がある。

「怒りに駆られて具合が悪くなった人は、ローリエのベリーを熱い瓦の上で乾燥させ、さらにセージとマジョラムを天日干ししたものを加えて乾燥させて粉末にし、それを小さな箱に入れる。これは心地よい香りがするもので、顔の近くに置くとよい。」（「怒り」333P）

ほかにも鼻水を止めるには「石瓦の上で燃やしたフェンネルとディルの煙と香りを鼻孔と口から吸い込む」という処方もあれば、難聴には「乳香の煙を聞こえなくなった耳に入れる」という燻煙の処方もある。

これ以外にも、先に「赤痢」の記述で触れたように、薬膳とでも呼ぶべき処方も記録されている。例えばこれは「出血」に悩む人への粥のレシピである。

「出血のある人は卵黄二つを割り混ぜ、ジャーマン・カモミールの液汁を卵黄半個分、酢を卵の殻の嵩にして二個分を加えたものを用意する。シナモンの粉と、それよりやや少なめのガジュツの粉を加え、それを湯でのばして粥状にする。これをやや温かい状態で患者に与える。」（「出血」337P）

粥はほかにもたびたび登場する。分別や理解力を失い狂気に陥った場合の処方。

「バターかラードを使ったセモリナのポリッジを食べるのもよい。ポリッジは虚ろな脳を満たし、脳の冷えを温めてくれる。油は粘液を引きつけるので避けた方がよい。」(「狂気」294P)

ここにポリッジとはデュラム小麦の粗挽き粉で作った粥のことであり、回復期の患者にも推奨されている。

Ⅲ　ハーブの処方

▼栽培と採取

ハーブを中心とする生薬の処方はBOOKⅡ「人間の本性と病の原因」で扱われた疾病に対応する形で、BOOKⅢ「治療法(1)」及びBOOKⅣ「治療法(2)」に詳述されている。

ヒルデガルトが「ハーブ」という場合、それは主要に栽培種を指している。「人間の手によって植えられ育てられた植物は、家の中で飼われた家畜のようなものである。耕作や植え付けという人の手をかけることで、土の中の湿から酸味と苦みが和らげられる。人の手のかかっていない自生の植物は、野の獣のように成長が激しく、人が摂るには適していない。しかし野生種の中にも毒を抑制したり、心身の虚弱に処方できるものもある。」

これは『フィジカ』「植物編」冒頭の記述である。ここには自然を人間化することこそが文明であるとする西洋思想が紛れもなくあるのだろうが、病んだ体にむき出しの野生種は強すぎるという経験も、どこかにあるのではないだろうか。『病因と治療』の中に登場する「野生種」は、「経血の停滞」に用いる「花の種を乾燥させるのによい時期の野生種のクローブ」のみである。

いずれにしろ、こうして栽培されたハーブは、月が満ちてゆく時の、薬効が高まった時期に採取したものでなければならない。この時期のハーブは、月が欠けてゆく時に摘んだものと比べると、舐剤や軟膏などを含め、あらゆる薬用に適しているからである。(「ハーブの採取」171P)

▼太陽・露・水

先に「下剤」の項で触れたように、ヒルデガルトの調剤には太陽や水、露の力を取り入れるという特徴がある。ヒルデガルトにあって露は空気の汗であり、大地を肥沃にし、すべての緑に生気を与える力である。

「涙目の人には、夜露で十分に濡れたあと日光で温められた、枝についたままのイチジクの葉を目の上に乗せ、目の内側がほどよく温まるまでこれを置く。」(「涙目」299P)

一年の季節の巡りが創造の六日間の縮約であるように、朝から夜に至る一日の時課もまたヒルデガルトにとっては神の六日間の追体験であったが、昇りくる朝日を受けて輝く葉末の露の玉は、一日の初めに神の霊を受胎して命を孕むその瞬間であるとヒルデガルトの目には見えていたはずで、その生まれたばかりの命の露は、緑なす力そのものであったはずである。

「露の穏やかさはイチジクの緑をやわらげ、また太陽の熱は葉の液汁を穏やかにする作用をもつ。」(「涙目」299P)

太陽の熱は焚火や天火の熱よりも健康的であるからだが、この太陽の熱も、例えば下剤の製造には熱すぎもせず冷たすぎもしない三月あるいは四月の日光が最適であるという時期の特定すらある。

熱、湿、氾濫、可動性など十五の力をもつ水は、すべての命を育み、万物を結びつける力である。ヒルデガルトが『病因と治療』や『フィジカ』で取り扱う水は、元素としての抽象ではなく、治癒剤として具体的な力をもつ。老化による目の疲労には川の水か真水で目をすすぎなさい。朝起きた時には澄んだ冷たい水を口に含み、歯周のぬめりを取り、歯を清浄に保ちなさい。月経過多の女性は冷たい水にリンネルを浸し、太腿の周囲に巻いて体の内部を冷やしなさい。

▼目と元素とその治療

目を人の小径と呼び、魂の開かれた窓であるとみるヒルデガルトは、その目について様々な角度から言及しているが、目の曇りや痛みに対する治療法が、瞳の色によって異なるという点は、ちょっと注目に値する。

太陽の近くある黒雲に似た火のような目は、火の熱に由来している。この目に曇りや痛みがある時には、スミレ、バラ、フェンネルの液汁に少量のワインを加えたもので軟膏を作り、就寝時、これを目の周囲に塗りなさい。スミレとバラの穏やかな冷、フェンネルの甘さ、ワインの熱が火に由来するこの目の痛みを消してくれるであろう。

不安定な空気に由来する灰色の目には、フェンネルの液汁にまっすぐ伸びた草の上に降りた朝露と小麦を混ぜて作ったケーキを、夜間、目の上に置くようにする。フェンネルの穏やかな熱が露と混ざり合い、小麦によって強められることで痛みを取り去るであろう。

大地の青みがかった湿に由来する青灰色の目には、フェンネルを潰して卵白を加えたものを作り、就寝前、これで目を覆えばよい。卵白と混ざったやや青みを帯びたフェンエルは、大地の青みがかった湿に由来するこの目を回復させるであろう。

土に由来する黒い、あるいは荒れ狂った目の人にはヘンルーダの液汁に蜂蜜、ワイン、パン屑を加えたものを目に塗り、布で覆う。ヘンルーダの液汁も蜂蜜も大地の力を受けており、ワインの熱に合わせて同じように大地から力を得ているパン屑が加わることでこの目を癒すであろう。

ここには目の痛みを癒すという単純な症例の中に、四元素に関連付けられた患者のそれぞれの目の特性に対し、どのような元素の組成をもつ薬剤を処方するかという方法の回路が端的に示されているように思われる。

火という熱の性をもつ目に対してはスミレとバラの冷を異種的に対置し、フェンエルの甘さとワインの熱で補佐して痛みを取り去る。空気の質をもつ目にはフェンエルを主剤とし、その穏やかな熱を露の冷で中和し、小麦によって強める。大地の青みがかった湿に由来する青灰色の目に対しては、「青み」という色の類似性から、青みを帯びたフェンネルを主剤として同種的に処方する。土に由来する黒い目に対しては、土の力に由来するヘンルーダを主剤に、やはり土に由来する蜂蜜・ワイン・パン屑を同種的に調剤するという関係になっている。他の目に対してはフェンネルが主剤となっているが、土に由来するこの黒い眼だけはヘンルーダを主剤としているのは、ヘンルーダの性がフェンネルのように熱から生じたものというよりは土の活気から生まれたからなのであろう。

目のそれぞれの四元素的な特性に対し、同種的な処方を施すのか、異種的な処方を施すのか。その判断の根拠は示されていないが、この分岐点にこそ啓示に支えられたヒルデガルトの識別力があったのではないだろうか。

▼同種療法と異種療法

ハイネマンに遡るホメオパシーに特化された「同種療法」という用法よりはもっと広義に“Similia similibus curantur.”（似たものは似たものによって癒される）という意味で「同種療法」の語を用い、その反対に

“Contraria contrariis curantur.”（反対のものは反対のものによって癒される）という意味において「異種療法」という語をここで用いるとすれば、「同種療法」の象徴的な例として男女の不妊に対する処方を挙げることができる。

不妊の女性には子を生む年齢に達した牝牛の子宮を用意し、この子宮をベーコンや脂身とともに炒めたものを、女性が夫と結ばれる直前に食べるようにする。牝牛の子宮の液汁が女性の子宮を豊かにし、もし神がお望みとあればいとも簡単に妊娠するであろう。

一方、不妊の男性に対しては、子を孕ませる年齢に達した若い牡ヤギの肝臓にヘーゼルナッツ、ヤナギタデ等のハーブを加えて煮、そこに豚の脂身を加えてスープを作り、これを頻繁に食べさせる。このスープの液汁は男の精液に子を孕ませる力を与えるであろう。

次にあげるのは癲癇に対する処方であるが、これは詩人的な連想力による同種療法とでも呼ぶべきだろうか。「癲癇に苦しむ人は、モグラの血を乾かしたものにメスのアヒルのくちばし、さらにメスのガチョウの足の皮と肉を取り除いたものをすり潰して粉末にする。これらを布で包み、最近モグラが地面を掘った場所に三日間置き、その後、氷の張っている場所にこれを移して凍らせ、次いでこれを天日で乾燥させる。次に食用に適する肝臓を大量に集め、それに少量の小麦粉を加えて小さなケーキを作る。これに先の粉末とクミン少々を加えたものを食べるとよい。」（「癲癇」３４３Ｐ）

この処方の根拠をヒルデガルトは以下のように説明している。

「モグラはふいに現れたり隠れたりする習性をもち、また地面を掘ることに慣れているので、その血は同じように現われたり引っ込んだりする癲癇に有効である。アヒルの力はくちばしにあるが、そのくちばしは清潔なものにも不潔なものにも触れるので、突然起きたり治まったりする癲癇に対抗できる。また水の中であらゆる種類の汚れに触れるガチョウの足は、癲癇をかき立てるギヒトを鎮めてくれる。癲癇の人は症状が現れるまでは静かなので、オスよりも無口なメスの方でなければならない。土で覆い、氷で締め、太陽に当てるのは悪臭を抑えるためである。」（同上）

ヒルデガルトの発熱に対する処方には、上がった熱を下げるために冷やすという「異種療法」もたしかにある。

突発熱に対しては乾燥したプラタナスと柳の木片を削ったもの、およびキンミズヒキを冷水に浸し、その水を頻繁に飲む。プラタナスとヤナギの木双方の冷性は突発熱の過剰な熱に対抗するとある。（「再び突発熱について」353P）

しかし熱に対して常に冷性の生薬を対置してその熱を抑えるのかといえば、そうではない。三日熱の場合、ノコギリソウとシダをワインに入れて煮たものを濾して飲ませる。

「ワインという違う種類の熱で柔らかくなったノコギリソウとシダの熱が発熱を緩和する働きがある」となっており、この場合、熱に対する抑止を生薬の熱に期待するという処方である。四日熱の場合も熱をもって熱を制する「同種療法」であるが、この場合はアカネとトウダイグサをワインで煮、そこに熱した鉄球を浸して一度だけ沸騰させたワインを飲ませる。「アカネの冷とイバラやトウダイグサの熱がワインという異質な熱で調整され、鋼の力で強められると、この熱を和らげる」とある。

熱に対して冷を対置させるのは突発熱に対してのみであり、三日熱、四日熱の場合は、その「証」に応じて、ワインやハーブなど「異種の熱」を用いて発熱を和らげるという処方が採られていることは注目に値する。なお、三日熱、四日熱とは、通常、マラリアのことであるといわれている。

▼パンと葡萄酒

ヒルデガルトの取り扱う一々の生薬に触れることは私の限度を超えているので、ここではいくつかの点だけに絞って触れておこう。

ヒルデガルトが『フィジカ』に収集するハーブ二三〇種のうち、「最上」と呼ばれるものはニガヨモギ、フェンネル、小麦の三種くらいであろうか。

ニガヨモギは温性が非常に強く、その力はあらゆる病気に対して最上の治療薬となる。フェンネルは穏やかな熱をもち、乾でも冷でもない。どんな食べ方をしても食べた人を幸福にし、快適な発汗をもたらし、消化を良くする。他のハーブとともに用いるとその力を引き出すのは、漢方における甘草の働きに該当するであろうか。

小麦はワインとともにキリスト教世界においては特別な意味をもつ。ヒルデガルトの生きた十二世紀まで、ミサでの聖体拝領は一般信徒を含めてパンと葡萄酒の両形色《りょうけいしょく》で執り行われるのが基本であった。ヒルデガルトもまた『スキヴィアス』の中で、「至福の肉を受ける者は神秘の血を拒んではならない」と明確に記している。(『スキヴィアス』II－6－46)

(注：これまで葡萄酒はワインと表記してきたが、この項でミサに関連する記述はその用語に従い葡萄酒のまとした。)

小麦粉で焼かれたパンはイエスの体であり、葡萄酒はイエスの御血そのものだからである。ヒルデガルトの処方においても、この二つはやはり特別な位置と力をもっている。まず小麦から見てゆこう。

『フィジカ』第一巻「植物編」の巻頭は「小麦」で始まるが、そこにはこう記されている。「小麦の性は温で非常に有益な植物である。そこに欠けた成分はない。」

推奨されるのは基本的に全粒粉であるが、中でもスペルト小麦は『フィジカ』では最良の穀物とされている。ただし『病因と治療』には、なぜかその名は登場しない。

小麦粉、あるいは小麦パンは脾臓、肝臓、胃など消化器系の働きを整え、強める働きがある。

「(小麦) パンは肝臓が腫れるのを抑え、肝臓を引き締める働きをする。小麦粉は胃が他のものに損なわれないように胃を強める働きをする。」(「肝硬変」304P)

なお、尻から出血がある場合、小麦粉のパンは食べてもよいが、ライ麦や大麦のパンは避けるべきとなっている。

小麦パンは回復期の患者にも勧められるが、それは薄い粥に浸した小麦パンを食べるという、いかにも体に優しい一品であった。

一方、ワインは強い熱を求め、熱から育つ。ワインのもつ力は太陽の力であり、人間の中の血液と同様に、それは大地の血液と呼ぶことができる。このワインは、したがって単独でも治癒剤として用いられる。

「怒りや悲しみに突き動かされそうな時は、即座にワインを火で温め、それを適度に冷たい水で割ったものを飲み、怒りを引き起こす黒色胆汁の蒸気を、抑えるようにする。」(「怒りと悲しみ」333P)

悲しみであればともかく、怒りに対してワインという処方はやや意外であるが、楽園追放に由来する人の怒りと悲しみに対して、神の慈愛であるワインは、もっとも効果的な香油として働くはずである。ヒルデガルトによれば、このワインはノアの洪水の後に生まれた、神からの賜物であった。ワインの熱はリヴォルを取り去り生薬の熱を和らげる作用があり、他の飲みものや食べものにも増して血を増やす働きがある。

ヒルデガルトの養生論の中では、時としてワインは水よりも推奨される。

「もし目が覚めた時に喉が渇いている場合、健康であるかどうかには関係なく、ワインまたはビールを飲むのはよいが、水は飲まない方がよい。こういう時に水を飲むと、血と体液にとってはプラスよりもマイナスとなる。」（「飲みもの」219P）
ワインにはまた浄化作用があり、「歯痛の場合、良質のワインにニガヨモギとバーベナを加熱したものに少量の砂糖を加えたものを飲む。ワインは脳から歯茎まで延びる小さな血管を浄化する。」（「歯痛」300P）
だがこれほど高い治癒力をもつワインであっても、飲んではならない症状もある。
「麻痺のある人で病気になる前から熱体質であった人は、この病気の間にワインを飲むと害になるので、水を飲むようにする。病気になる前から冷え体質の人であれば、この病気の間にワインを飲んでも害にはならない。」（「麻痺」372P）
ヒルデガルトがワインとビールに対して寛容であったのは、実に幸いであるといえようか。

第18話

ヒルデガルトの診察室（4）
養生法

I　養生法

ヒルデガルト医学の中心をなす「養生論」は、ヨーロッパ世界に伝統的な「生活法」と「ベネディクトの戒律」にその基礎を置くと考えられる。『病因と治療』の中でヒルデガルトは「養生法」（diaeta）という語を二つの分野で使っている。その一つは「食養生」という意味において、今一つは「瀉血という養生法」という表現においてである。

diaetaの語にあたる古代ギリシャ語*διαιτα*（diaita）は、元々は「生活法」全体を指す語であった。当時の医学の目的は「健康の維持」にあり、それは日々の生活形式の中で培われるべきものであるからである。やがてガレノスに至り、「自然的事象」（res naturales）と「非自然的事象」（res non naturales）とは概念上区分され、後者を「生活法」として次の六つの要素に集約されたといわれている。

ここに「自然的事象」とは人間の肉体的・病理的な本性において説明されるべき「自然的原因」を指し、「非自然的事象」とは人間の文化に属する「生活形式」を指すとされている。

(1) 光・空気・静寂などの環境
(2) 飲みものと食べもの
(3) 運動と静養
(4) 睡眠と覚醒
(5) 体液の排泄と保持
(6) 感情の中庸

この六つの要素を基準にヒルデガルトのdiaetaの語を顧みれば、直接的には(2)の「飲みものと食べもの」と(5)の「体液の排泄と保持」に該当するように思われる。だが古代ギリシャに発するこの「六つの非自然的事物」(Sex Res Non Naturales)は、キリスト教世界に継承されてゆく過程で「慈悲」(misericordia)を一切の熱源として把握され直し、(1)の「光・空気・静寂などの環境」は修道院の設計思想として身体化され、(5)の「体液の排泄または保持」は修道院医学に収斂した上で、全体として『聖ベネディクトの戒律』(Regula Benedicti:以下『戒律』と略す)の中に結晶し、明文化されたという経緯がある。

「この『戒律』は中世における精神生活の指針であるのみならず、中世以降の西欧における生活様式に、消えることのない刻印を残した」とは同書の訳者古田暁の前書きであるが、ベネディクト修道会の修道院長であるヒルデガルトの用いるdiaetaの語の根底にも、当然ながらこの『戒律』に通底する「生活法」の基本は貫かれており、『戒律』の取り扱うべき分野を外れる「体液の排泄と保持」を含め、生活法としてのdiaetaはヒルデガルトに独特の全体性医療の中に収斂していったと考えてよいだろう。

『病因と治療』の書かれた一一五〇年代、それと時期を同じくして、ヒルデガルトはこの『戒律』に対し『聖ベネディクトの戒律解説』(Explanatio Regulae S.Benedicti:以下『解説』と略す)という一書を、他の修道院の求めに応じて書き上げている。自らの所属する修道会の、本来なら絶対不可侵であるべき戒律に対して——ベネディクト自身も各修道院長・総務長の裁量を部分的には認めているが——ヒルデガルトは同書の中で独自の解釈を施した箇所があり、それはヒルデガルトという女性の人格を知る上できわめて興味深い点でもある。というのも、この女子修道院長は祝日の詩編唱に際し、修道女たちの長い髪を解かせ、白絹のベールを被せて子羊を模した金糸の冠をまとわせるという、驚天動地の装いを演出した人なのである。この華美に対して他の修道会から轟々たる非難が沸き上がった時、彼女はこう言い放ったのだった。

「これこそはヨハネ黙示録に従い、汚れなき処女がイエス・キリストに結ばれる時の婚姻の衣装。純白の衣装こそ、処女にはもっとも似つかわしいものではないか。」

ヒルデガルトの関心は、『戒律』の規範としての解釈にあったというよりはむしろ、主要にはその自然学的な根拠を示すことにあったように思われる。「夢と無意識」の稿で触れたように、男子修道士にとっては告解すべき罪であった「夢精」に対し、ヒルデガルトは「髄の過熱を避けるための魂による調整作用である」として生理学的に解説してみせたが、『戒律』に掲げられる食事や睡眠、入浴等の「生活法」の根拠を、医学的・自然学的に解明しようと試みたということではないのだろうか。

以下にベネディクトの戒律を一つの基線としながら、ヒルデガルトの『解説』を参照しつつ、上記「非自然的事象」に挙げられた六つの要素のうち、『病因と治療』に示される「養生法」に絞って見てゆくことにしたい。なお、ここで対象となっているのは修道院で生活し、あるいは身を寄せる修道士、病者、老人、子どもなどであり、修道院外の一般民を指すのではないという点には留意していただきたい。

II　ヒルデガルトの食養論

▼『戒律』と食事

「祈り、かつ働け」(ora et labora) をモットーとするベネディクト修道会の開祖ヌルシアのベネディクトがモンテ・カッシーノで『戒律』を書き上げたのは六世紀中葉のことである。それは修道生活における労働、飲食、衣服、睡眠、祈り、読書をはじめとして修道士の共同生活とそれを律する規範とを述べたものだが、その戒律の根幹には、次に要約できる「慈愛」の精神が重力のように据えられている。

すなわち「空腹な者には食を与え、渇いたものには水を与える。裸のものには着物を着せ、他国人には宿を貸す。捕えられた人を解放し、死んだ人は葬る。」(『戒律』五三章)

ヒルデガルト医療の中心にあるのもこの会則に貫かれた精神であり、中でも「病人に対してはキリストに仕えるように仕える」という凝縮した戒律に、その基礎をもっている。

修道院内での食事は、木曜・日曜は第六時と夕食の二回であるが、通常は第九時の一回のみである。ただし病人や老人、子どもはその規定に含めず、早めに与えてもよいことになっている。食事時間は、夏冬を問わず、ランプを灯す必要のない時間帯にという基準がある。

『病因と治療』の中でヒルデガルトは朝食について次のように述べている。ここに朝食とは一日の最初の食事のことである。

「健康な人の場合、正午までは朝食を控えた方が消化に良い。虚弱で体の弱っている人は、自力でもちあわせない力を食べものから授かる必要があるので、朝のうちに朝食を摂るのがよい。」(「朝食」222P)

食事は修道院長または総務長の打ち下ろす木槌の音をもって開始され、木槌の音をもって終了する。食事中、一切の会話は禁止で、朗読者の朗読の声のみが食堂に響き渡る。この沈黙は修道院の食事が最後の晩餐に擬せられているからなのであろう。

ベネディクトは『戒律』の中で必要最低限の会話しか認めなかった。だがヒルデガルトは『解釈』の中で「常に沈黙を守り、決してしゃべらないということを守るのは『非人間的な』(inhumanum : inhuman)ことである」と記している。ここで使われるinhumanusの語は「非道な」「野蛮な」という意味を含んでおり、過度な沈黙に対するヒルデガルトの視線を、それとなく暗示しているのではないだろうか。

『戒律』に戻ろう。「各食卓には調理されたものが二品あればよい。」(『戒律』三九章)

ベネディクト自身は酒を飲まず、一品を理想としていたようだが、ここで二品としたのは修道士の好き嫌いを考慮して、どちらか一品でも食べられるようにとの彼の配慮であった。ヒルデガルトはそこに「菜園から収穫された新鮮な野菜とそら豆やエンドウなどの豆類が中心で、果物も果樹園から採ってきたばかりの新鮮なもの」という注釈を入れているが、二品には魚や鶏が加わることもある。

私が二十数年前、数日間寄宿したソレムの修道院――ヒルデガルトと同じくベネディクト修道会――では一品に鱒が出たが、それは文字通りの「水煮」であって、味はまったくついていなかった。一口食べて戸惑う私に、向かいに座った修道士が無言のうちに塩と胡椒の小瓶をつっとトスしてよこしたが、修道士はそれぞれ自分用の調味料をもっているようで、塩分を自分に合わせて調整できるという意味では合理的なのかもしれない。だが水煮といえば嘘偽りのない水煮であって、味覚を満足させるのは性欲と同列の罪であるのかと、ふと暗い気分に襲われてしまったが、ヒルデガルトの場合、食はもっと聖化された位置にある。

少し横道に逸れたが、「もし果実あるいは新鮮な野菜があれば三品目としてこれを供することができる(『戒律』三九章)」と、俗人にはこの上ない希望の灯が灯される。ヒルデガルトはこの三皿目に「魚・チーズ・卵」

を、いわば抜け目なくつけ加えた。魂に迷いがなければ、体の喜びは魂の喜びでもあるはずなのだ。

パンは一日一食の時も二食の時も、一日につき一斤が配当される。ただし労働が厳しかった日などは、総務長の判断で増量することができるようになっている。

ワインは一日に四分の一リットル。当時は通常、冷たい水で割って飲んだが、ヒルデガルトもこの飲み方を勧めている。ヒルデガルトは概してワイン、ビール、蜂蜜酒には寛容である。

▼ヒルデガルトの食養論

『病因と治療』で触れられる養生法の中では「食養」に関する記述が圧倒的に多いが、それはヒルデガルトの人間理解と深く結びついている。

「食物の摂取において人間は日々新たにすべての被造物との、きわめて具体的な肉体的な交わりを結ぶ。胃は世界の素材を交換する中心であり、したがって胃は宇宙の受容力と呼ぶことができる。」（『神の御業の書』Ⅳ）

つまり「食べる」とは、ヒルデガルトにとっては被造物とのむせかえるような交わりの時なのである。

子どもや老人は、食べものによって血と肉を補う必要があり、飲食物による補給は必要不可欠なものである。こうしてベネディクトの戒律は、健康保持という側面からヒルデガルトによって補足されてゆく。まず食事を摂る環境が述べられる。

「食事の間、寒いところに座っているのはよくない。食事中に寒気を体内に取り込むと病気になる。食事の間、石炭の熱をもって背中側を温めるのは、顔の側を温めるよりも健康によい。」（「寒さの調整」224P）

そして夏といわず冬といわず、熱すぎもせず、冷たすぎもしないほどほどのものを食べ、特に夏は小食を守るべきである。

本性が温の食べもののあとには本性が冷のものを食べ、その逆の場合もまたそうである。本性が乾の食べものあとには本性が湿のものを食べ、その逆の場合もまたそうである。

温―冷、乾―湿のバランスを摂ることが、まず食養の第一であった。（「食養生」247P）

また回復期の食事については次のような注意が与えられている。

「病気の症状が緩和し始めたら、乾いた小麦パンではなく、薄い粥に浸した小麦パンを食べるようにする。また若鶏の肉や豚の肉、その他、好ましい肉類は食べてもよい。焼いたナシを除いては、粗悪なパンや牛肉、魚、その他の生ものや焼いたものは避ける。またチーズや生の野菜、果物も避ける。ワインを適量飲むのはよいが、水は避ける。また太陽や火の光は避け、こうした食養生を三日間続けるようにする。」（「食養生」325P）

そして悲しみのある人はよく食べなさいとは、人の悲しみに通じた女子修道院長の言葉である。

Ⅲ　肉食について

▼アダムの罪と肉

ヒルデガルトはいう。

「アダムが神の教えに背く以前から、アダムには睡眠も、食物を摂るということも与えられていた。しかし罪を犯してのち、アダムの肉は非常に脆弱で壊れやすいものとなった。その肉は、生きている人間の肉に比した時の、死人の肉のように不安定なものとなったのである。こうしてアダムは、食物によって元気を回復する以外の道はなく、また、睡眠も不可欠なものとなった。これらのことは、すべての人間に起きていることである。人間の肉は食物によって増やし、その髄は睡眠によって増やす以外にないのである。」（「再びアダムの眠りについ

て」173P）

食べることも眠ることも、罪の結果ではないとヒルデガルトはいう。では罪を犯す前のアダムはいったい何を食べていたのだろうか。旧約聖書『創世記』には、次のように書かれている。

「全地に生える種をもつ草と種をもつ実をつける木を、すべてをあなたたちに与えよう。それがあなたたちの食べものとなる。」（『創世記』1－29）

種をもつ草とは種子植物を指すと考えるのが妥当であろう。種子植物は有性生殖の証として花を咲かせるが、この草と木に実る果実。これがエデンの園で、アダムが神から与えられた食物ということになる。では動物の肉は食物ではなかったのか。

創世記1章はこれに続き、「地の獣、空の鳥、地を這うものなど、すべて命あるものには、食物としてあらゆる青草を食べさせよう」と記すだけである。つまり、人間以外の動物にはあらゆる青草が食物として与えられたということであり、ここに肉を食べる動物は存在しない。ではなぜ神は動物を造られたのだろうか。それは地上の動物を「人に見合い、助けるもの」として、つまり人を支え助けるものとして造られたということであり、人の食料として造られたのではないということであろう。だからエデンの園のアダムは、野の草、木々の果実だけで体を養い、他の動物の肉を食べるということはなかった。食べることも眠ることも、エデンの園のアダムの身体機能は、復活後の身体を私たちが想像できないように、エデンの園の霧の中にある。

だがアダムは罪を犯した。その罪により、アダムの肉体は不安定で脆弱なものとなった。かつて水晶のように輝き、良き業への味わいを備えていた胆汁は苦いものへと変質し、かつて曙光のように輝いていた黒色胆汁は邪悪な黒色へと変化した。こうしてアダムの肉体は、その本性からすっかり変質してしまったのである。人は野の草や木の実だけでは自らの体を支えられなくなった。病者や老人がその力を他の肉をもって補うように、人は脆弱となった自分の肉を、他の動物の肉をもって補わざるを得なくなったということである。

創世記において、神が人に対して正式に肉食を許可するのは、ノアの洪水後のことである。

「動いている命あるものは、すべてあなたたちの食糧とするがよい。私はこれらすべてのものを、青草と同じようにあなたたちに与える。」（『創世記』9－3）

『創世記』冒頭に「草と果実のみで生きた」と描かれるエデンの園の原風景は、菜食に徹することの不可能な砂漠地帯の遊牧民族―古代ヘブライ人の、命を奪って生きる日々の苦悩と、沈潜する罪の意識を、逆に照らし出しているように私には思える。

▼ヒルデガルトと肉食

ベネディクトの戒律によれば、健康なものは「慣例に従い肉をすべて断つ」（『戒律』三五章九）となっているが、この肉が四足動物を指すことは同一の章で触れられている。

「非常に衰弱している病人を除いて、決して誰も四足動物の肉を食べてはならない。」

「決して誰も」とは厳しい響きだが、ここでも病者は除外されている。

ヒルデガルトの『解説』によれば、ベネディクトの戒律自身、通常の生活で四足動物の肉は禁じても鶏肉は禁じていないと、念を押すようにして再確認している。（『解説』十九）

ヒルデガルトは病者や老人にはむしろ肉食を勧めているのだが、それは「動物の肉を食べると人の肉は豊かになる」からである。その肉の種類は病状に応じて豚・牛・ヤギ・鶏など非常に多種である。

「虚弱な人の場合、適度な慎重さをもって肉を食べれば、かえって元気を回復する。」（「ワイン」255P）

肉食に対してヒルデガルトが注意を喚起するのは、肉汁には人間の肉の汁と似たところがあり、髄の悦びを容易にかき立てるからであった。もし肉を食べるのであれば、さまざまな付け合わせや香辛料とともに調理したものを食べるようにする。また脂肪分の多い肉は正常な消化を阻害するので避けるべきであり、脂肪と肉のバランスのとれた肉、あるいは赤身にした方がよいといっている。ただし脂身が推奨される体液状態もある。「体とその諸器官が非常に乾いている場合、体内の乾燥や脱水状態を和げ、潤いをもたせるために、時おり適度な脂肪分を含んだ肉や、少し血に富んだ食品を摂るように心がけるとよい。」（「体内の乾燥」２６７Ｐ）

また疾病の種類によっては食べてよい肉と悪い肉の区別がある。小麦パンを乾燥させた豚肩肉といっしょにワインに浸して食べるのを好む人もいるが、こうした食べ方は肝臓の腫れを抑え、肝臓を引き締める働きをする。一方、赤痢の場合は牛肉やニシン・鮭は避け、若鶏など柔らかい肉を食べるように推奨している。

各種肉の調理法については、その症状に応じて厳密な指定がなされている。

例えば癲癇の場合――「癲癇にはセロリとパセリで煮た若いヤギの肉を食べるとよい。牛肉は新鮮なものを選び、夏であれば一日の間、水に漬け、冬であれば一晩、水に漬けたものを加熱して食べる。子羊の肉は水に漬ける必要はない。豚肉は食べてはならない。ウナギのように鱗のない魚も避けるべきである。」（「癲癇」３４４Ｐ）『フィジカ』には『病因と治療』で触れられていない他の四足動物も登場する。馬肉は硬すぎて消化に適さないが、シカは日常、薬草を食べているので、その肉は胃を清浄にする。羊肉は健康人にも病人にも適しており、ヤギもまたそうだが、ヤギ肉は胃腸を健康に保つ。

このようにヒルデガルトの肉食に対する考え方は教条的なものではなく、身体の状態に応じた自由度をもつものであり、一種の生薬として処方されるという側面をもつ。

また消化できるかどうか等、健康上の理由以外に肉種に対する禁忌がないのは、第６話「臓器の世界」の「Ⅳ　胃という世界」の項で触れたように、ペテロの幻に示された神の言葉「これらを屠って食べなさい。神が清めたものを、清くないなど、お前がいってはならない」に従っているということでもあるのだろう。

Ⅳ　睡眠と覚醒

ヒルデガルトはなぜ、睡眠のことについて、繰り返し語るのだろうか。

＊

『創世記』がアダムの眠りについて触れるのは、次の脈絡の中においてのみである。
「主なる神はそこで、人を深い眠りに落とされた。人が眠り込むと、あばら骨の一部を抜き取り、その跡を肉でふさがれた。」（『創世記』2－21）
あばら骨を抜くために神がアダムに送った深い眠りの以前に、アダムに眠りがあったのかなかったのか、この点について聖書は触れていない。だが先に触れたように「アダムが神の教えに背く以前から、アダムには睡眠も、食物を摂るということも与えられていた」とヒルデガルトが書く時、それが彼女に与えられた神の啓示によるものであれば、ここではアダムには初めから睡眠は与えられていたものとして話を進めたい。
「人間という存在は、二つの部分、すなわち覚醒と睡眠とに分けられるが、人間の体も二つの方法で養われている。すなわち、食べものによって回復し、眠りによって再生する。」（「エヴァの奸策」１２１Ｐ）
人の生は二つの循環的な構成要素――覚醒と睡眠よりなっている。昼があって夜があるように、あるいは生があって死があるように、睡眠は人の生に不可分な要素であるとヒルデガルトはいう。『病因と治療』は「睡眠」の記述に多くの紙数を割いているが、彼女の関心の中心は、覚醒と睡眠を司る魂の働きそのものにあったといえよう。

「目覚めている時も眠っている時も、魂は人に留まってその人を一つに統合している。」(「睡眠」174P)

眠っている無意識の間も、目覚めている意識の間も、人を一つに統合している力は魂にある。「睡眠」を表すsomnusの語は、「夜」とともに「死」をも意味する。昼と夜を貫くもの。生と死を貫くもの。ヒルデガルトにとって眠りとは、小さな夜の小さな死であり、目覚めもまた、小さな朝の小さな復活を意味していたのではないか。そして日々体験するこの小さな死と小さな復活の只中に、生と死を貫き、人を一つに統合しているものの姿——すなわち魂の「復活」の朝を通して永遠の命へと至る神秘を、この視幻者はまざまざと観ていたのではないだろうか。だからこそ彼女は深い興味とともに繰り返し睡眠と向き合い、こうして繰り返し語ったのではないか。そしてこの魂の本来の働きを誰に対しても垣間見せる出来事こそ、眠りの間に起こる「夢」であったのではないか。

「人の魂は神に由来しているがゆえに、体が眠っている間に、魂は真実の預言を通して多くのものを見るであろう。」

夢に現れる預言の力とは、魂のもつ、時空を超えた天上性の現存を証しする。

＊

だがヒルデガルトは、眠りという神秘の前にただうっとりと立ち止まり続けたわけではない。自然学者である彼女は、果敢にも睡眠と覚醒のメカニズムの解明にとりかかったのである。

睡眠はどのようにして起きるか。

「眠っている間に人の髄は回復し、また増加してゆく。髄は目覚めている間にわずかに減少し、また弱まってゆく。人の髄が労働によって消耗したり、長時間起きていたために減少したりした時などに眠気が襲ってくる。」（「睡眠」173P）

こうして睡眠によってのみ髄は恢復し、増加する。睡眠とは髄の減少が引き起こす魂の反応であり、睡眠は髄の恢復のためにこそある。

「不眠によって髄が消耗すると、魂の力は、穏やかで心地よい風を送り出す。風は活発な呼吸を抑制して、その人を眠りにつかせる。こうして睡眠が訪れる。」（同上）

目覚めている間、髄は痩せてゆき、油っぽくなり濁ってゆく。こうして人は眠りに落ちるのだが、髄は眠っている間に造られ、豊かさを増し、また透明になるために、髄は眠っている間の方が熱くなっている。だから睡眠時間は適度である方がよいのだ。眠りすぎると髄は悪い熱をもちやすくなる。睡眠が適度であれば、人は健康でいることができる。

そして眠りから目覚めさせるのも魂の働きである。そのメカニズムは次のように描かれている。

「眠っている人の髄がすっかり回復し、眠っている体の枠組み全体を整え終わると、休息させるためにそれまで送り続けていた穏やかな風を、魂は髄から呼び戻す。こうしてその人は目覚める。」（「魂と肉体の対比」178P）

そして不眠とは、眠りを呼び起こす魂の本来の働きが覆い隠されている状態を意味する。悲しみや恐れ、トラブルや怒りなどに心が奪われていると、人の血は乱れやすくなる。本来であれば穏やかな睡眠の風を受けているはずの血管は、少々収縮した状態になっていて、風を受けいれることができないでいるからである。あるいは度を越した快楽に耽っていると、血管はその快楽の方に集中してしまい、眠りの風を保つことができなくなる。こうして不眠という状態が生まれるのだが、ヒルデガルトはこの不眠に対する処方を次のように伝えている。

「何らかの困難があって心が塞がり眠れないような人は、夏であればフェンネルとその倍量のヤロウを水で煮たものを用意する。水気を絞った温かいままのヤロウを、こめかみ、額、頭部にあて、布で覆う。あるいは、摘み取ったばかりのセージに少量のワインをふりかけ、それを心臓の上と首の周りにあてるようにする。こうすればよく眠れるようになるであろう。」（「不眠症」３１３Ｐ）

Ⅴ　入浴―風呂とサウナ

▼風呂について

前稿で触れた六つの「非自然的事象」の中に「体液の排泄と保持」という項があるが、そのうち、瀉血についてはすでに「瀉血」の稿で触れたので、ここでは入浴に絞って見てゆくことにする。

『戒律』によれば、健康な者が入浴する機会は、場所によっては年三、四回程度であったといわれるが、ベネディクト会は病人のみならず、健康な修道士にも必要とあれば入浴を認めることになっている。

ちなみに件のソレムの修道院で風呂に案内されたことはなく、タイル張りの男子トイレの片隅に、何の囲いもなく、冷たい水のチロチロと出るシャワーが一つだけあった。これが私たち寄宿者の風呂代りであったが、誰かが使っている光景を見たことはない。

さて、『病因と治療』には「さまざまな水と入浴」という項があるように、ヒルデガルトは風呂あるいはサウナの治療的効果についてかなり踏み込んで記述している。

まず入浴に適した水質について。

飲用に適した水は入浴にも適しており、血行をよくする。飲用に適さない水は入浴にも適さないが、どうしてもこの水を使わなければならない場合は、十分に沸騰させた上で入浴は短時間に留めるようにする。

雨水は雲と空気が地上の水分を引き上げたものであるから、少し粗くて鋭いところがあり、健康には適していない。この雨水で風呂をたてた場合、雨水のもつこの鋭さが人の皮膚を通り抜けるため、体には少々害となる。

雪から作った水には濁りがあり、この水でたてた風呂に入ると、悪い体液と湿疹を引きつけることがある。水槽に貯めた水はいくらか浄化されており、雨水や雪水に比べれば、この方は入浴に適している。

次に入浴と体格の関係について。

痩せていてすぐに熱くなったり冷めたりする人以外は、頻繁に入浴するのは避けた方がよい。こうした人は体を少し温め、潤う程度に入浴する。肥満している人が冬に入浴するのもよくない。彼らの体は温かく潤っているので、そこにさらに熱と水を加えると、かえって害になるからである。肥満した人は体の汚れを洗い落とす程度にたまに入浴し、すぐに湯から出るようにすべきである。

ヒルデガルトの中に薬湯に類するものはほとんどないが、薬湯にあたる処方にはなぜか血液を用いるものが多い。怒りからレプラに罹る人は、馬の血とその血の染みている土を取って来て大釜の湯で沸かした風呂に入れるとなっている。また肉欲や不節制によるレプラに対しては、キンミズヒキやヒソップ等を大釜に入れて温め、そこに入手できる限り大量の経血を混ぜた風呂に入れるという療法は、第9話「女性の生理学」の項ですでに述べた。

▼サウナについて

次にサウナ風呂について。まずどのような構造のサウナが健康によいか。

焼いた石を使うタイプのサウナは、その石自体に雑多な体液が含まれており、たとえ火にくべても石に含まれる湿気は完全には取り除けないので、健康には不向きである。ワッケと呼ばれる玄武岩を使うサウナは、石自体が強い火をもっており、水の中で種々雑多な体液を吸収してしまうので健康的ではない。

こうした検討を加えた上でヒルデガルトが推奨するのは、焼いた瓦を使用するタイプのサウナである。これだと瓦自体が焼かれて乾燥しているので、健康にはよいということらしい。もし瓦が手に入らない場合は砂利を使うように勧めている。（「サウナ風呂」382P）

次に体格とサウナの適否について。

痩せて乾の体質の人は、サウナに入るとさらに乾燥するのでよくない。しかし太った人はサウナに入ることで、その過剰な体液が抑えられるので有効である。またギヒトと呼ばれる体液異常の人に対して、サウナはその過剰な体液を抑えるので有効である。もしこの体液の人が通常の風呂に入ると、体液が沸きあがって過剰になってしまうので、風呂は避け、サウナに入るべきである。

サウナ療法の中には、薬草を使った燻蒸浴というものもある。次に挙げるのは「月経痛」に対する処方である。

「月経障害による痛みがある場合、アニスとナツシロギク、マレインを準備し、野外を流れる川の水で煮る。次に火の中に瓦を入れ、これらハーブと水とでサウナ風呂を作る。風呂に入ったら温かいハーブをベンチに敷いてその上に座り、また同じ温かいハーブを性器の周辺や臍の上、その周辺にあてる。」（「再び経血の停滞について」318P）

こうすればハーブのエキスによって皮膚や肉、子宮は柔らかくなり、閉じていた血管が開いて月経障害は改善されるとなっている。日本ではヨモギや益母草《やくもそう》がこの用途によく使われると聞く。

あとがき

此岸の目・彼岸の目

ヒルデガルトの文章には、未踏の緑野に分け入り、そこに生涯見たことのない花を発見した時のような、心浮き立つ気分がある。本書の執筆にあたっては臓器論や体液論、性科学の分野で、驚くべき「ヒルデガルト属」の新種に出くわしたことは幸せであったし、楽しいことであった。

例えば、現代医学ではその存在が否定されている「黒色胆汁」を、なぜヒルデガルトは原罪に直結する位置にまで昇華させたのか。この謎は三木成夫と田中康一の「脾臓論」を援用することにより、一つの光を見出したように思われる。

そして「リヴォルル」と呼ばれる独特の体液概念。これもまたヒルデガルトを学ぶものを長く悩ませてきたテーマであるが、この謎は多田富雄の免疫論を援用することで「体液の自己運動」として弁証法的に掴むという新たな解釈を試みた。思えばこれらの視点は、三人の労作に触れる機会をもつ私たちにしかできないことではないかと、今はひそかに思っている。

＊

ところで、本書本文では取り上げなかったが、「再び死の兆候について」（369P）には、ちょっと奇妙な箇所がある。

「体が健康であった間中、愚かで無知であった人の中で、魂が理性の翼を存分に広げることはない。このような人が病気になり、床に伏せるようになっても、以前と同じような知性と理解力に留まっている場合、この人は死に、命を留めることはないであろう。というのも、彼の魂は体から立ち去るに際して、別の命（alia vita : another life）の中でもつ、知力と道筋とを示しているからである。」

これは「死の兆候」を判定する一項目の記述であるが、ここに「別の命」と訳した、この「別の命」とはいったいなにかという謎である。

東洋に住む私たちの感覚には、「別の命」というと、ただちに「転生」として理解する傾きがある。だが果たしてそうか。本書でも何度か取り上げた「子どもの胎動と魂の苦難」の絵（図10：153P参照）は、見ようによってはたしかに、天上にある無数の魂の無数の目が、転生する先の胎児を選択しているかのように見えなくもない。だが、果たしてどうか。訳出の過程でも迷った箇所である。

骨の髄までキリスト教徒であるヒルデガルトにとって、人生は一度きりのはずである。受胎時に魂が肉体を選ぶことも、死後、別の命に転生するということも、おそらくない。ここにいう「別の命」とは、したがって死後の復活した身体――すなわち「永遠の命」のことを指すと考えるのが、やはり自然であろうと、今は考える。

ここでふと思うことがある。『病因と治療』には「魂の注入」の項に、次のような記述がある。

「肉体なしで生きてきた魂は、最後の審判の日ののち、神に身にまとう衣を求め、その衣を自分に引き寄せるであろう。」（152P）

これは終末の後、死後の魂もまた身体を求めるということを説いているのだが、『病因と治療』の中で死後のことに触れた記事は多くない。

それは『病因と治療』の著述する主要なフィールドが、天地創造の瞬間から、病を負うべき肉体をもつ「今生の世界」というスパンについてであり、終末の業火をくぐり浄化された元素によって構成される天上のエルサレム（第二の創造世界）、そして人間の最終的な完成への筋道については、『病因と治療』の執筆完了の後、直ちに着手された『生の功徳の書』の上梓をまたねばならない。（そのアウトラインは『スキヴィアス』第三巻にすでに示されている。）

『生の功徳の書』、そして最晩年の『神の御業の書』が、復活後の彼岸の目に映る光景であるとすれば、『病因と治療』は、滅び去るべき肉体を備えた、この此岸の目に映る光景ということができようか。

＊

ヒルデガルトの言語世界は『病因と治療』一つとっても、その全体の解釈に終止符を打てるものでは到底なく、句点と思っていたものが実は読点に過ぎなかったということを、今はしみじみと感じている。

私自身、ヒルデガルトが『病因と治療』を書いた年齢をはるかに過ぎ、その神学の円熟を示す最後の著作『神の御業の書』を完成させた年齢に近づこうとしている。彼岸の目には、はるかな懸隔があることを十分に承知しながら、だからこそ、ヒルデガルトという女性が九百年前に歩んだ白い道の踏み跡を、一人慕って追い続けようと思うのである。

＊

本書の成立の影には一人のフランス語翻訳者の多大な労苦があることを、ここに記しておきたい。二〇〇三年発行のローランス・ムリニ編纂によるラテン語新版Causae et Curaeの序文は、同書に対する書誌学的な検討を加えた、一〇〇ページにも及ぶフランス語論文であるが、友人の飯田小百合さん（フランス国立東洋言語文化大学世界言語文化社会専攻文学翻訳科卒）は、二年以上の歳月をかけて同論文を翻訳され、本書執筆の上での書誌学的な認識に新たな光を与えてくれた。諸般の事情により本書への掲載は叶わなかったが、その労作に対して、心からの敬意と感謝を伝えたい。

また本書発行にあたり、出版を快諾してくださったポット出版代表の沢辺均さん、前編集長の那須ゆかりさんに深く感謝し、お礼を申し述べる。そして最後に、短期間の編集に粉骨砕身してくださった松村小悠夏さんに感謝の言葉を捧げたい。

二〇一八年十一月二〇日
鴨川曽呂の苫屋にて

臼田夜半

臼田夜半
（うすだよはん）

1946年、北九州市門司区生まれ。
作品に編訳『聖ヒルデガルトの病因と治療』（ポット出版）
随筆集『病という神秘』（教友社）
小説『ネロの木靴』（地湧社）がある。
「ヒルデガルト研究会」主催。千葉県鴨川市在住。

書名……聖ヒルデガルトの『病因と治療』を読む
著者……臼田夜半
編集……松村小悠夏
ブックデザイン……山田信也
発行……2018年12月19日［第一版第一刷］
希望小売価格……2,800円＋税
発行所……ポット出版プラス
150-0001 東京都渋谷区神宮前 2-33-18 #303
電話 03-3478-1774　ファックス 03-3402-5558　ウェブサイト http://www.pot.co.jp/
電子メールアドレス books@pot.co.jp
印刷・製本……シナノ印刷株式会社

ISBN978-4-86642-008-0 C0047

Reading St. Hildegard's CAUSES AND CURES
by USUDA Johan
First published in Tokyo Japan, Dec. 19, 2018
by Pot Publishing Plus

#303 2-33-18 Jingumae Shibuya-ku Tokyo,150-0001 JAPAN
E-Mail: books@pot.co.jp
http://www.pot.co.jp
ISBN978-4-86642-008-0 C0047

本文●ラフクリーム琥珀N・四六判・71.5kg（0.13μm）／スミ
表紙●ビオトープGA-FS・フォレストグリーン・四六判・Y・210kg／オペーク白・二度刷り
カバー●岩はだ・白・四六判・Y・100kg／プロセス4C／グロスPP
帯●雷鳥コート・四六判・Y・90kg／TOYO10807
組版アプリケーション●InDesign CC 2018
使用書体●筑紫明朝・筑紫ゴシック・筑紫A見出ミン・筑紫Aオールド明朝・筑紫Bオールド明朝・筑紫オールドゴシック・Adobe Caslon
2018-0101-1.0